Allegria

Der Autor

Erich Keller ist Dozent an einem Schweizer Institut für angewandte Psychologie und Psychologischer Berater / Coach mit umfassenden Ausbildungen in humanistischer Psychotherapie, energetischer Psychologie, und wendet Emotional Freedom Techniques (EFT) und Neuro-Tuning seit Jahren in seiner Praxis erfolgreich an. Er hat bisher zwölf Bücher zu psychologischen und therapeutischen Themen veröffentlicht. Zu Neuro-Tuning gibt er Seminare und Einzelsitzungen. www.erich-keller.de

Vom Autor sind in unserem Hause erschienen:

Endlich Stille im Kopf
Endlich frei!
Endlich frei in der Partnerschaft mit EFT
Erfolgsblockaden auflösen mit EFT
In jeder Beziehung
Aromatherapie

ERICH KELLER

NEURO-TUNING

Entspannen, ordnen, optimieren mit der neuen Methode für das Gehirn

Ullstein

Besuchen Sie uns im Internet:
www.ullstein-taschenbuch.de

Allegria im Ullstein Taschenbuch

MIX
Papier aus verantwortungsvollen Quellen
FSC® C083411

Ullstein Taschenbuch ist ein Verlag der
Ullstein Buchverlage GmbH, Berlin.
Originalausgabe im Ullstein Taschenbuch
1. Auflage Mai 2013
2. Auflage 2013

Umschlaggestaltung: FranklDesign, München
Titelabbildung: Danti / Fotolia und Ateet Frankl
Abbildungen im Innenteil © Erich Keller und
Fotolia (siehe Aufstellung im Anhang)
Lektorat: Marita Böhm
Gesetzt aus der Syntax
Satz: Keller & Keller GbR
Papier: Pamo Super von
Arctic Paper Mochenwangen GmbH
Druck und Bindearbeiten:
CPI books GmbH, Leck
Printed in Germany
ISBN 978-3-548-74589-3

Die Stille ist die größte Offenbarung.

Laotse

Inhalt

Über und für Amélie

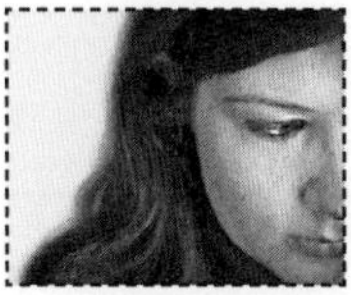

Einführung

Seit mehr als zehn Jahren lehre und praktiziere ich EFT (Emotional Freedom Techniques), energetische Psychologie, psychologische Beratung und verschiedene lösungsorientierte Kurzzeitmethoden sowie Advaita. Bei einigen Klienten kam ich an die Grenzen der positiven Veränderung oder gar einer Transformation. Irgendwann hatte ich einen Klienten, bei dem nichts half, überhaupt nichts wirkte. Der Mann blieb in seinem Problem, seiner mentalen Verstrickung gefangen.

Ich war ratlos und wollte ihn schon wegschicken mit dem Hinweis, dass ich wie viele andere zuvor ihm wohl nicht helfen könne.

Doch in dem Augenblick hielt ich inne und aus einem Impuls heraus sagte ich ihm, dass wir etwas Neues ausprobieren würden, worin er einwilligte. Ich legte ihm beide Hände auf den Hinterkopf, hielt den Hinterkopf und die Stirn, klopfte dann sehr sanft mit einem Finger auf die Mitte der Stirn, den Fontanellenpunkt, und ließ den Finger dort mit sanftem Druck ruhen.

Ich hatte derartige Berührungen bei östlichen Ritualen oder Methoden gesehen und auch selbst erfahren. Aufgrund meines Wissens um den Aufbau und die Funktion des Gehirns und darum, welche Bereiche möglicherweise durch eine äußerliche Stimulation aktiviert werden, ahnte ich, was damit ausgelöst werden könnte.

Der Mann wurde sehr still. Einige Minuten saß er mit geschlossenen Augen da und atmete sanft. Schließlich seufzte er erleichtert und teilte mir mit, dass er nichts mehr finde. Es sei kein Problem mehr da, das zwanghafte Kreisen und Drängen von Gedanken sei verschwunden. Sein Kopf fühle sich leicht und leer an. Ich ließ ihn lange so sitzen.

Ein stilles Wesen verabschiedete sich, ohne Worte zu finden. Auch zwei Wochen später berichtete er, habe ihn diese Erfahrung und eine angenehme Stille nicht verlassen.

NEURO-TUNING wurde aus verschiedenen Methoden der energetischen Psychologie wie EFT (Emotional Freedom Techniques), des NLP (Neuro-Linguistisches Programmieren), des psychologischen Coachings wie psychologische Gesprächsführung, der transpersonalen Psychologie und Ergebnissen der neuesten Gen- und Gehirnforschung entwickelt. Ich habe die Methode zwar entwickelt, doch ohne all die Erkenntnisse und Methoden anderer Menschen, die sich mit dem Thema beschäftigten und diese veröffentlichten, wäre es nicht dazu gekommen.

Mithilfe weiterer Klienten und Versuchspersonen begann ich, ein Prinzip zu erkennen und eine Struktur zu entwickeln. Welche Erlebnisse die Menschen auch berichteten, Erlebnisse, die oftmals nicht mit Worten beschrieben werden konnten, so erfuhren sie doch immer eine Stille, einen Frieden, eine Zeitlosigkeit, eine Freiheit – was immer das für jeden Einzelnen bedeuten mag.

Später konnte ich durch gezielte einstimmende Sätze störende oder behindernde Überzeugungen angehen und durch förderlichere Sichtweisen ersetzen. Erkennbar war, dass die fokussierte Aufmerksamkeit auf eine Lösung – nicht auf das Problem – durch das Halten bestimmter Kopfzonen und das Klopfen auf bestimmte Punkte zu einem Fortschritt führte.

Damit konnten eine Erlösung oder ein Erkennen als neue neuronale Verbindungen etabliert werden.

In diesem Buch geht es um das Kennenlernen der Methode NEURO-TUNING und ihre praktische Anwendung für verschiedenste Themen. Dazu werden wir Amélie begleiten, um die Anwendungsmöglichkeiten in alltäglichen Situationen zu erfahren.

Kennenlernen

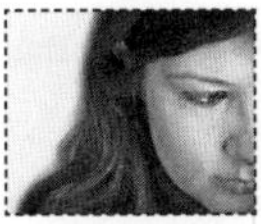

Amélie kommt nach Hause, es ist später Nachmittag. Sie hat in ihrem Job als Kommunikationsberaterin in einer Agentur heute viel reden müssen, denn es fanden mehrere Meetings statt. Nebenbei sind viele Mails gelesen und beantwortet worden. So etwas wie eine längere Pause kennt sie nicht, denn auch dann begleiten sie Anrufe und mahnende Klingeltöne, dass eine Mail oder eine SMS eingetroffen ist. Es gefällt ihr, zeigt es ihr doch, dass sie eine wichtige Position innehat, und schließlich will sie karrieremäßig weiterkommen.

Heute wird sie sich kurz umziehen und dann ins Fitnessstudio gehen. Danach etwas Leichtes essen, vielleicht kommt eine ihrer Arbeitskolleginnen dazu. Dann können sie noch über das nächste Projekt sprechen. Für Amélie ist das Leben prall gefüllt mit spannenden, herausfordernden Projekten und einer abwechslungsreichen Freizeit.

Wenn es ihre Terminpläne und die von ihrem Freund zulassen, verbringt sie einige Abende oder ein Wochenende mit ihm. Er passt zu ihr, denn auch er ist viel unterwegs, und ein tägliches Zusammensein würde nicht in Amélies Lebensplan passen.

In diesem Buch werden Sie Amélie begleiten und erfahren, was in ihrem Gehirn vor sich geht. Ihren Partner werden Sie später auch kennenlernen. Wir werden erfahren, was in dessen Gehirn passiert.

Tatsache ist, dass Amélies Gehirn im Kommunikationsbereich leistungsfähiger ist. Sie bringt es auch ohne ihren Beruf durchschnittlich auf 23 000 Wörter am Tag, ihr männliches Pendant gerade mal auf die Hälfte. Bei Amélie als Frau ist das Sprachzentrum nicht nur größer, sondern es ist auch auf beide Gehirnhälften verteilt, im Gegensatz zu dem ihres Partners. Vielleicht erinnern Sie sich daran, wenn Ihnen das nächste Mal ein wortkarges männliches Gehirn gegenübersitzt.

Teil 1

Grundlagen und Wirkungen des NEURO-TUNINGS

Beim NEURO-TUNING sieht es in der Praxis so aus, dass man mit beiden Händen Zonen des Kopfes hält und auf spezielle Kopfpunkte klopft. Reden ist nicht unbedingt notwendig – man überlässt sich dem Prozess. Man kann jedoch auch verbale Interventionen einsetzen, um einen anderen als den belastenden oder kranken Zustand zu erfahren. Durch die sogenannte Basissequenz beruhigen sich generell die mentalen Aktivitäten.

Die Gehirnfrequenz verlangsamt sich

In dieser Beruhigungsphase des NEURO-TUNINGS erfahren die meisten Anwender ein ähnliches Phänomen wie beim Meditieren: Die Gehirnfrequenz sinkt auf 5 bis 8 Hertz. Anwender oder Klienten, deren Gehirn von 5 bis 8 Hertz taktete, berichten danach von einer Weite, einer wohltuenden Stille, einer Helligkeit, einer tiefen Ruhe, einer erfüllenden Leere.

Diese langsame Frequenz ist für Kleinkinder ein normaler Zustand, den ich als den Einsseinzustand bezeichne. Das Kleinkind ist noch eins mit allem. Dagegen hat der Erwachsene normalerweise eine schnellere Frequenz von 11 Hertz und mehr. Es sei denn, er befindet sich im Tiefschlaf (da wechselt die Frequenz zur Deltaebene, 0,1 bis 4 Hertz) oder er hat vielleicht meditieren gelernt – dann erreicht er auch die Einsseinfrequenz.

Viele Menschen können diesen Zustand willentlich abrufen, manche brauchen selbst das nicht, da sie in dieser Frequenz bleiben, egal was im Außen geschieht.

Durch die damit entstehende Abkopplung vom Äußeren ist die Möglichkeit einer inneren Synchronisation gegeben.

Was wir unter dem geplanten, organisierten oder zufälligen »Abschalten« verstehen, also mal auf 5 bis 8 Hertz herunterzuschalten, bedeutet eine Reorganisation, ein inneres Aufräumen oder das Entstehenlassen einer Ordnung.

In diesem Zustand kann sich dann Neues offenbaren. Und das, bevor wir durch physische oder psychische Störungen, aus denen sich ernsthafte Erkrankungen entwickeln können, dazu genötigt werden.

Was bedeutet die Einsseinfrequenz für uns? Beide Gehirnhälften oder mehrere Gehirnbereiche schwingen im ähnlichen oder identischen Rhythmus und sind gänzlich miteinander verbunden beziehungsweise kommunizieren bestmöglich miteinander. Erfahrung, Emotion und Intuition arbeiten optimal zusammen. Da können Probleme oder Konflikte emotionaler oder körperlicher Natur ganz anders gesehen und uminterpretiert und kann mittels Visualisierung ein harmonischer, gesunder Zustand ausgelöst werden.

Stark erhöhte Leistungsfähigkeit

Das synchron arbeitende Gehirn zeichnet sich durch eine stark erhöhte Leistungsfähigkeit aus. Das bedeutet im Einzelnen: Die Aufmerksamkeit, die urteilsfreie Wahrnehmung, die Kreativität, die Intuition und Logik sowie die Empfangsbereitschaft für Informationen aus dem kollektiven und universellen Geistfeld sind maximal gesteigert.

Ein weiterer Aspekt ist, dass sich das Gehirn in diesem Zustand scheinbar nun wieder mit dem syntropischen Feld verbindet.

Syntropie ist charakterisiert durch die Konzentration von Energie durch Ordnung.

Ein Atom ist jederzeit über ein syntropisches Feld mit der Ursprungsintelligenz verbunden und auf sie eingestimmt. Atome bilden Zellen und Synapsen im Gehirn. Diese syntropischen Felder lassen ein Atom jederzeit »wissen«, wie es am effizientesten und nahezu ohne Stress funktionieren kann.

Die Menschen scheinen die einzig existente Form der Schöpfung zu sein, die bis zu einem gewissen Grad diese Einstimmung auf die syntropischen Felder der Einheit und des Lebens verloren haben.

Längere Aufmerksamkeit

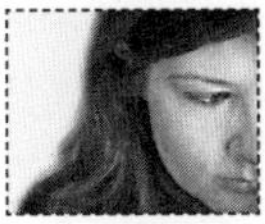

Amélie ist aufgefallen, dass ihr Partner in letzter Zeit öfters sehr zerstreut ist. Am Abend, wenn sie denn einmal Zeit füreinander haben, scheint er sich nicht lange auf ein Thema konzentrieren zu können, so als ob sein Gehirn ein Thema nicht zu Ende denken könnte. Und dann noch die Vergesslichkeit! Wie heißt der noch mal? Wie geht das noch mal? Wann waren wir das letzte Mal bei …? Nun, eine Möglichkeit ist, dass es guttut, sich nicht alles Mögliche zu merken, sondern sich vielmehr nur an die wirklich wichtigen Dinge zu erinnern. Die andere Möglichkeit ist, dass das Gehirn offensichtlich überlastet ist. Wenn dann noch Emotionen deswegen aufkommen, ist es höchste Zeit, etwas zu unternehmen.

Beim NEURO-TUNING kann durch das Halten und Klopfen am Kopf die Aufmerksamkeit gehalten werden. Normalerweise stellt das Gehirn nur drei Sekunden für eine Wahrnehmung zur Verfügung und schaltet dann zur nächsten Wahrnehmung. Beim NEURO-TUNING wird diese Zeitspanne wesentlich verlängert, und so kann es zu einem Mehr an Wahrnehmung und einer feineren, differenzierteren Wahrnehmung oder Betrachtung eines Problems kommen. Es finden nur wenige neurologische Unterbrechungen statt.

Das Gehirn gelangt in eine ruhigere Frequenz, und es entsteht eine natürliche Ordnung. Neurologisch gesehen, sind ständige Unterbrechungen vergleichbar mit der Reaktion auf einen lebensbedrohlichen körperlichen Angriff – das Stammhirn schüttet erhöhte Mengen an Botenstoffen aus, die den Menschen in Daueranspannung oder -panik versetzen. Ein konzentriertes Arbeiten, das vom Frontallappen im Hirn ausgeht, wird unmöglich. Stattdessen herrschen Gereiztheit, Ungeduld, Empfindlichkeit vor.

Reizüberflutung

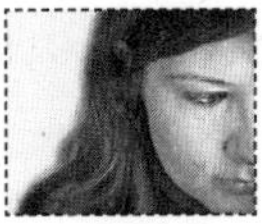

Amélie telefoniert, während sie gleichzeitig ihre Mails liest. Dazu wippt sie mit den Füßen, trommelt mit den Fingern, nippt an ihrem Kaffee – und dann hat sie einen wichtigen Termin vergessen. Jetzt macht sie sich noch Vorwürfe, dass so etwas nie passieren darf und dass sie einen Kunden enttäuscht hat. Sie fühlt sich richtig schlecht. Da kommt die nächste Mail. Dann brummt das Handy – eine neue SMS. Irgendwie kann sie sich jetzt gar nicht mehr konzentrieren. Was wollte sie denn eigentlich schreiben – eine leere Seite ist auf ihrem Bildschirm.

Immer mehr Menschen sind unfähig, sich auf eine Sache zu konzentrieren – mit schwerwiegenden Folgen, die letztlich auf das Aufmerksamkeitsdefizitsyndrom (ADS) hinauslaufen. ADS äußert sich durch Impulsivität, Stimmungsschwankungen, Ungeduld und leichte Ablenkbarkeit – ein vermindertes Konzentrationsvermögen.

Dass die Verdrahtungen im Hirn von ADS-Betroffenen anders sind als bei Nichtbetroffenen, lässt sich mittlerweile mittels Hirntomografie darstellen. Der elektrische Aktivitätsfluss im Gehirn ist verändert und führt dazu, dass weniger Neuronen miteinander verbunden werden und neuronale Netzwerke nicht mehr optimal miteinander verbunden sind.

Die Folgen sind Unfähigkeit zur Kreativität, eine wachsende Fehlerquote und langfristig scharenweise Kranke.

Viele Menschen können den Anreizen nicht widerstehen, ständig erreichbar zu sein, ständig online zu sein, ständig Mails zu lesen, und das möglichst, während sie mit anderen Dingen beschäftigt sind und dazu noch nebenbei Musik hören oder den Fernseher eingeschaltet haben. Charakteristisch sind Restaurants und Cafés, in denen ununterbrochen Nachrichtensendungen laufen, oder ein kleiner Monitor im Postamt, der Werbung zeigt.

Menschen mit ADS sind aber nicht krank, sondern sie reagieren auf die Reizüberflutung und die Beschleunigung und Komplexität der Zeit – auf das Leben im hyperaktiven Kommunikationszeitalter. Amélie könnte sich selbst in einen stillen Zustand versetzen, indem sie NEURO-TUNING mit sich selbst macht oder sich durch einen Coach behandeln lässt.

Eine Art Neurofeedback

Durch das wiederholte Klopfen mehrerer Kopfpunkte und das fortgesetzte Halten einer oder von zwei Kopfzonen bei gleichzeitiger positiver Visualisierung wird quasi ein Neurofeedback durchgeführt, allerdings ohne dass externe elektrische Reize eingesetzt werden.

Beim NEURO-TUNING-Klopfen werden Areale der Haut stimuliert, die mit besonders vielen Mechanorezeptoren ausgestattet sind, die nachweislich intensive neuronale Verbindungen zu Gehirnbereichen haben.

Durch die wiederholte Stimulierung spezifischer Punkte und eine sensorische Stimulierung kommt es zu einer Reduzierung der Überaktivität beziehungsweise Normalisierung der Hirnaktivitäten.

Sehr hilfreich kann das Visualisieren sein, denn das positive, stärkende Bild und folglich der damit verbundene Zustand kann jederzeit wieder abgerufen werden.

Beim NEURO-TUNING werden »klare« Signale gesendet. Das heißt, Neuronen werden dazu angeleitet, im Gleichklang zu feuern und wieder in den Ruhezustand zurückzukehren. Nicht oder wenig aktive Bereiche des Gehirns werden aktiviert, sodass sie ihren natürlichen Beitrag im Orchester des Gehirns leisten können.

Einzelne funktionelle Bereiche finden wieder zur Zusammenarbeit, statt sich gegenseitig zu behindern. Komplexe Aufgaben oder Probleme können sich besser lösen lassen, wenn Gehirnbereiche gemeinsam an einer Lösung arbeiten und nicht gegeneinander.

Eine ausgeglichene Funktionsweise des Gehirns ermöglicht ein wesentlich höheres Maß an freier Energie und kontinuierlicher starker Leistung, ohne dass eine Erschöpfung eintritt.

Indem bestimmte Kopfpunkte, die mit Gehirnbereichen korrespondieren, wiederholt berührt oder gehalten werden, während gleichzeitig Imaginationen durchgeführt werden, können diese Bereiche stimuliert oder sediert werden.

Durch Wiederholung lernt der geübte Anwender oder der Coach/Therapeut, das Gehirn umzustrukturieren und gewünschte Resultate zu erzeugen, zum Beispiel bei starken negativen Emotionen, Panik, Angst, Aufmerksamkeitsdefiziten, Sucht, Schmerzen, neurologischen Störungen.

Wie beim Schwimmen lernt das Gehirn durch das wiederholte manuelle Neurofeedback. Neue neuronale Verbindungen entstehen, und das neue Programm läuft dann automatisch. Jeder Lernvorgang, insbesondere der wiederholte, ändert die neuronale Verschaltung oder lässt neue entstehen – und das belebt!

Das Anwenden von NEURO-TUNING kann der Auslöser für einen selbstorganisatorischen Prozess sein.

Das Gehirn ist durchaus in der Lage, sein System und seine Funktionen selbst wieder in Einklang mit seinen ursprünglichen Aufgaben zu bringen und wieder optimal zu arbeiten.

Wir sprechen in diesem Zusammenhang auch von Neuroplastizität. Beispiele zeigen, dass Aufgaben defekter Hirnbereiche von anderen Hirnbereichen übernommen werden.

Korrektur der Muster

Dadurch, dass sich die Erwartungen an das Morgen und Handlungs- und Leistungsmöglichkeiten und die Selbstwirksamkeit vom Vergangenen, den Erinnerungen, ableiten, bilden sich starre Muster oder Konzepte. In ihnen sind auch schmerzhafte oder demütigende Erinnerungen enthalten, die aus dem Unbewussten bestimmend auf das Verhalten, das Fühlen und das Denken, die Entscheidungen einwirken. Seltener tauchen sie auch im Bewussten auf.

NEURO-TUNING kann bei effizienter Anwendung diese Inhalte abrufen beziehungsweise bewusst werden lassen. Mit der Beschäftigung blockierender Muster oder Konzepte ergibt sich die Möglichkeit, diese zu untersuchen, zu überprüfen und günstigenfalls durch ein förderliches, heilendes Konzept zu ersetzen.

Gerade die schmerzhaften Erfahrungen können von ihren emotionalen Begleitern abgelöst werden, sodass zukünftige Handlungen und Entscheidungen nicht mehr durch diese blockiert werden können, denn es ist die leidvolle oder schmerzhafte Emotion, die nicht mehr erlebt werden möchte. Die Handlung an sich ist dann ein neutrales Bild oder ein Film, der ohne emotionale Beteiligung berichtet wird.

Die Vorgehensweise ist vereinfacht so, dass die beschränkenden oder belastenden Bilder abgerufen werden und das Bild schrittweise so verändert wird, dass keine Belastung mehr empfunden wird.

Dauerhafter Stress, wie er von vielen Menschen erlebt wird, betrifft nicht nur die Belastungen oder Anspannungen des ge-

genwärtigen Lebens, sondern auch den Nachhall nicht verarbeiteter Belastungen oder Konflikte.

Früheres Scheitern oder Versagen kann ein Muster der Schwäche oder Verzweiflung erzeugen, das zu einer Vorstellung mangelnder Selbstwirksamkeit oder Stärke führt – man glaubt, herausfordernde oder belastende Situationen nicht bewältigen oder aushalten zu können.

Dieser Glaube oder diese Überzeugung führt nicht nur zu Vermeidungsstrategien und bestimmt zukünftige Entscheidungen im Beruflichen und Privaten, sondern schwächt auch das Immunsystem. So ist der Stress oder die Belastung nicht die Ursache der körperlichen Schwäche, sondern die Wahrnehmung oder das Urteil über die Selbstwirksamkeit und Stärke.

Und diese kann im Laufe des NEURO-TUNING-Prozesses korrigiert werden.

Beim Gehirn anklopfen

Ist es wirklich möglich, dass die Berührung des Kopfes und das sanfte Klopfen – beim NEURO-TUNING nenne ich es Tippen – einiger Punkte am Kopf solche Wirkungen auslösen können? Dr. Joaquin Andrade liefert eine wissenschaftliche Begründung dazu, warum das Klopfen von Punkten am Kopf erfolgreich ist.

Dank seiner Forschungen zu neuronalen und biochemischen Wirkungen kommt er zu einer einfachen Erklärung – jedoch nicht einfach zu nehmen für das traditionelle westliche Denken über Krankheit, Schmerz, Leiden. Dr. Andrade stellte fest, dass beim Klopfen auf den Körper – beim NEURO-

TUNING auf den Kopf – Areale der Haut stimuliert werden, die mit besonders vielen Mechanorezeptoren versehen sind. Und diese Mechanorezeptoren unterhalten nachweislich starke neuronale Verbindungen zu Arealen im Gehirn: unter anderem dem limbischen System, dem Hypothalamus und der Amygdala.

Darüber hinaus ist aus der neurobiologischen Forschung bekannt, dass beim Aufrufen einer traumatischen Erinnerung die traumatische Reiz-Reaktions-Verknüpfung destabilisiert wird. Dadurch kann die Verbindung von Angstreaktion (Fluchtverhalten, Aggression oder Erstarrung) mit dem Reiz (dem Erinnerungsbild) aufgelöst werden.

Wenn nun der sensorische Input gleichzeitig mit dem Aufrufen der traumatischen Erinnerung erfolgt, kann diese sensorische Überladung mit emotional neutralen Reizen (durch das Halten, Klopfen etc.) die Lösung der Verbindung mit der Angstreaktion unterstützen und auf dem Weg selbstorganisatorischer Prozesse neue funktionale Verknüpfungen ermöglichen (etwa im Sinne einer neuen positiven Sichtweise).

Das Erinnerungsbild bleibt zwar gespeichert, verliert aber seine symptomerzeugende Kraft. Unterstützt wird dieser Prozess durch biochemische (neurohumorale) Mechanismen, die bei der Angstkontrolle eine wichtige Rolle spielen, das heißt, es werden Nervenimpulse initiiert oder generiert.

Die befreienden oder verändernden Suggestionen werden nach einer Basissequenz und Balancierung der Hirnlappen ausgesprochen, die sonst nicht hätten »empfangen« werden können. Sie können beim Empfangenden die verschiedensten, manchmal sogar tief greifende strukturelle mentale Veränderungen auslösen, vor allem im Glaubenssystem und der Interpretation der Wahrnehmungen, aber auch im Körpersystem, wozu sonst mehrere oder langwierige Interventionen nötig wären.

Befreit und losgelöst

NEURO-TUNING kann nicht nur eingesetzt werden, um eine Ausdehnung über die bisherigen Begrenzungen hinaus erfahrbar zu machen. Die Einsatzmöglichkeiten reichen noch viel weiter: nämlich um einen Zustand der Befreiung und Losgelöstheit herbeizuführen, den Zustand eines leichten und befreiten Seins – oder wie immer Sie das nennen möchten.

Diese Zustände treten oft schon bei der ersten Anwendung auf. Sie zu verankern und zur Grundfrequenz oder Qualität des Geistes zu machen, dazu bedarf es etwas Technik und Wiederholung.

Manche Anwendungen können auch gänzlich vom Thema abweichen oder ohne Ziel und Absicht durchgeführt werden. Nach der Basissequenz des NEURO-TUNINGS kann man es dabei belassen und auf Signale oder Impulse, auf einfach alles, egal was aufkommt, achten.

In diesem urteils- und absichtsfreien Raum können regelrechte Erkenntnissprünge oder thematische Verschiebungen stattfinden, weil kein Verlangen nach etwas oder kein Widerstand gegen etwas vorhanden ist.

Manchmal handelt es sich um blitzartige Erkenntnisse oder ein umfassenderes Verstehen oder bisher unbekannte Lösungen. Sie tauchen auf, ohne dass man daran »gearbeitet« oder sie gewollt hat.

Das kann jeder

Falls Sie aufgrund des bisher Gelesenen vermuten oder gar befürchten, dass diese Methode schwierig, umfangreich, kompliziert ist, darf ich Sie beruhigen: Es sind nur wenige Punkte und Zonen, die am Kopf gehalten oder geklopft werden. Jeder kann das – mit etwas Übung und Vertrauen in seine Intuition. NEURO-TUNING kann jeder bei sich selbst und bei anderen anwenden.

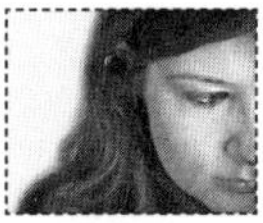

Auch Amélie, die sich das Buch gekauft hat, kann es. Es braucht keine therapeutischen Erfahrungen für den »Heimgebrauch«, und wir werden erleben, wann sie das Tuning für sich und ihren Partner nutzt.

Natürlich ist NEURO-TUNING nicht nur als Einzelmethode geeignet, sondern auch in Kombination mit beratenden, psychotherapeutischen sowie körpertherapeutischen Methoden. So wird es in der energetischen Psychologie, der psychologischen Beratung, der Psychotherapie, der Massage, der Cranio-Sacral-Therapie, der Atemtherapie, der Hypnose sowie beim Coaching und bei Entspannungsverfahren eingesetzt.

Teil 2

Wie ist das Gehirn aufgebaut, und was tut sich da?

Das Gehirn ist auf jeden Fall nichts Endgültiges, Fertiges, falls Sie das vermuten sollten. Seit Millionen von Jahren arbeitet die Natur oder die Existenz an der Entwicklung dieses Organs, und vielleicht gibt es gar keinen Plan, wohin das führen soll. Es wird einfach mal entwickelt, und man wird schon sehen, was daraus wird.

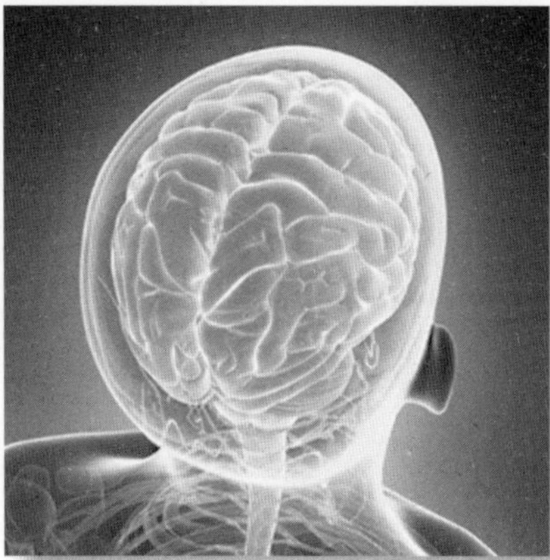

Es begann mit einem kleinen Gehirn, und dann wurde immer mal etwas dazugebaut und angefügt und auch mal etwas abgebaut. Es ist ein grauer Klumpen, der in etwas Flüssigkeit liegt und von den Schädelknochen umgeben ist. So weit die Außenansicht.

Im Gehirn befinden sich 100 Milliarden Nervenzellen, die Neuronen, die bereits bei der Geburt alle fertiggestellt sind. Um die vielfältigen Arbeiten erledigen zu können, bilden sie Verbindungen, die Synapsen, zu anderen Neuronen. Jedes Neuron kann sich mit Tausenden anderen Neuronen verbinden. Die Zahl der möglichen oder tatsächlichen Verbindungen ist enorm.

Und meistens funktioniert alles, ohne dass wir darüber nachdenken oder etwas kontrollieren müssen. Das Gehirn ist im Vergleich zu anderen Organen sehr aktiv. Es braucht besonders viel Sauerstoff und Energie, obwohl es nur etwa 2 Prozent der Körpermasse ausmacht: circa 20 Prozent unseres aufgenommenen Sauerstoffs und mehr als 25 Prozent der Glukose.

In seiner Leistung ist es jedem Computer überlegen und sein Energieverbrauch erstaunlich gering: Es verbraucht 15 bis 20 Watt an chemischer Leistung. Wenn wir uns dagegen ein Notebook oder ein Fernsehgerät ansehen, so würde Schätzungen zufolge ein Supercomputer etwa das 50- bis 5000-Fache mehr an Energie verbrauchen, um die Leistungen des Gehirns zu erreichen. Es ist zwar nicht immer so genau wie ein Rechner, aber kann viel mehr Prozesse gleichzeitig erledigen. Die Natur hat die Energiedebatte schon viel früher begonnen. Grundsätzlich hat das Gehirn immer Vorrang bei der Energieversorgung im Körper – es braucht ja den Zugriff, da es den ganzen Apparat steuert.

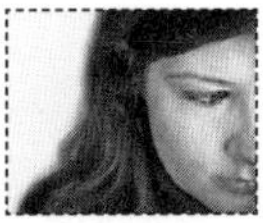

Heute hat Amélie einen anstrengenden Tag – sehr viele Termine hat sie sich eingetragen. Aber sie will heute alles noch erledigen. Sie spürt den Druck, den sie sich selbst macht, und die gestiegenen Erwartungen an ihre Arbeit – aber sie wird es auch heute wieder schaffen. Ernährungsmäßig passiert nicht viel. Irgendetwas wird sich in der Handtasche und der Schublade schon finden, um den Hunger vorübergehend zu stillen. Doch das Gehirn meldet Hunger. Amélie reagiert nicht darauf. Da beginnen sich einige Neuronen gegenseitig »aufzufressen«, um sich mit Energie zu versorgen.

Großhirn oder Denkhirn

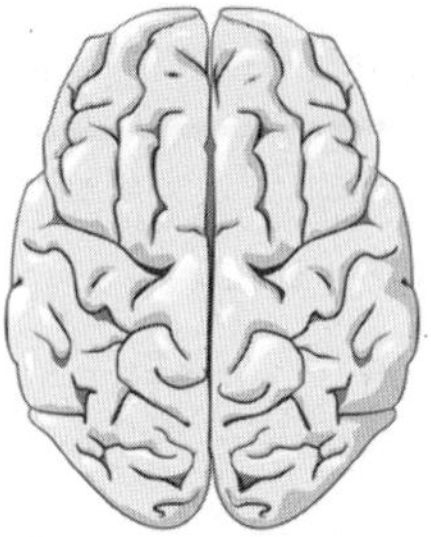

Das Großhirn besteht aus zwei Halbkugeln, die durch einen Balken miteinander verbunden sind. Über diesem Hirn liegt eine nur 2 bis 4 mm starke Schicht – die Großhirnrinde, der Kortex, hier wird gedacht. Man könnte sie als die »Denkkappe« bezeichnen. Amélie hat etwa 4 Milliarden weniger Nervenzellen in der Denkkappe als ihr männlicher Arbeitskollege im Büro nebenan. Jetzt wollen wir aber keine Urteile oder Mutmaßungen darüber anstellen …

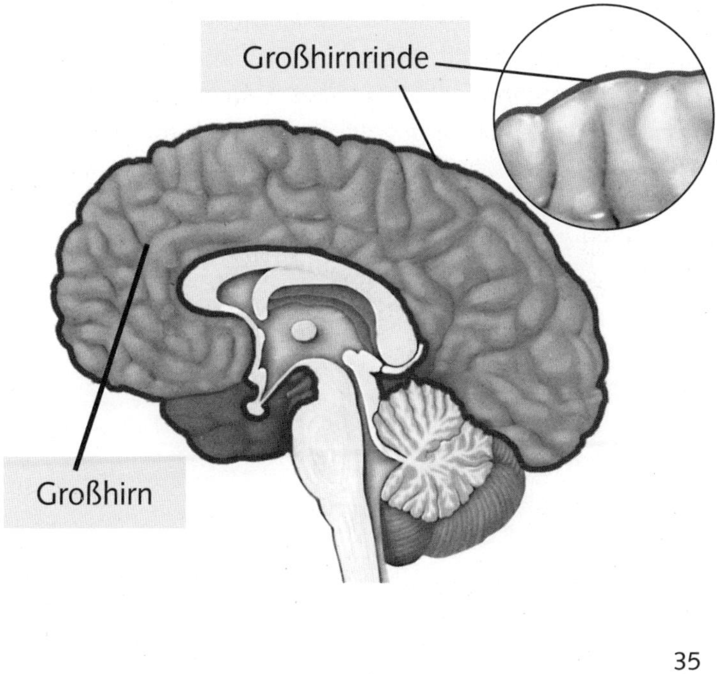

Den heftigsten Wachstumsschub erfuhr das Gehirn vor etwa 2,5 Millionen Jahren zu Beginn der Eiszeiten. Nicht abrupt, aber doch für evolutionäre Entwicklungen in relativ kurzer Zeit, musste das Gehirn auf die plötzlichen Veränderungen auf dem Planeten reagieren.

Da wurde ein weiteres Stockwerk auf die bereits vorhandenen zwei Gehirnteile gesetzt. Das oberste Stockwerk ist aus Sicht der Statik eine Herausforderung, denn das Großhirn füllt etwa zwei Drittel des Schädelvolumens.

Lebte man bisher von der Hand in den Mund und nahm, was einem die Natur so schenkte oder die anderen Lebewesen einem übrig ließen, musste jetzt geplant und kalkuliert, an Zukünftiges und die Folgen von Handlungen gedacht werden.

Hierzu braucht es den präfrontalen Kortex, der ein Teil des Frontallappens der Großhirnrinde ist. Er befindet sich hinter der Stirn und wird auch Stirnlappen genannt. Er ist das ranghöchste Kontrollzentrum des Gehirns.

Hier werden die Signale aus der Außenwelt mit bereits gespeicherten Gedächtnisinhalten und emotionalen Bewertungen abgeglichen, Entscheidungen für die angemessenen Handlungsmöglichkeiten getroffen und diese gestartet.

Der präfrontale Kortex bremst als Steuerventil unangemessene Emotionen und Verhaltensweisen, also eine mögliche Impulsivität, die für einen selbst und/oder andere schädigend ist. Er kann beispielsweise Signale der Amygdala, die Angst- und Furcht bedeuten, relativieren. Während die Amygdala (auf die ich später noch ausführlich eingehe) eine ängstliche, impulsive Reaktion einleitet, denkt ein anderer Teil des emotionalen Gehirns über eine passende, korrigierende Reaktion nach.

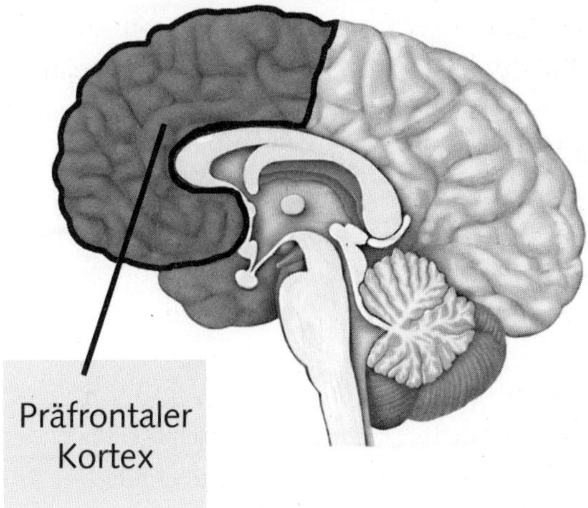

Der Schalter, der die Aufwallungen der Amygdala dämpft, liegt am anderen Ende einer wichtigen Nervenbahn des Neokortex, in den Präfrontallappen, direkt hinter der Stirn. Der präfrontale Kortex ist immer dann verstärkt aktiv, wenn jemand ängstlich oder wütend ist und diese Emotionen erfolgreich unterdrückt beziehungsweise zügelt, um dadurch effektiv auf die vorhandene Situation zu reagieren beziehungsweise um eine Situation neu zu bewerten.

Zu viele starke Emotionen können zur Überladung des präfrontalen Kortex führen – eine plötzliche Emotionsflut behindert oder lähmt das klare Denken (siehe Prüfungsstress).

Was dieser Stirnlappen noch regelt oder ermöglicht, ist schon interessant:

- Aufmerksamkeitsspanne
- Impulskontrolle

- Urteilsvermögen
- Risikoabschätzung
- Problemlösung
- kritisches Denken
- Vorausdenken
- Lernen aus Erfahrung
- Aufmerksamkeitsdauer
- Supervision

Stillsitzen und abwarten können ist eine Leistung des voll funktionierenden und vernetzten präfrontalen Kortex. (Bei Pubertierenden sieht die Situation allerdings anders aus, siehe Kapitel »Teenagers Gehirn«.)

Ist der präfrontale Kortex unteraktiv oder noch nicht vollständig vernetzt, neigt der Mensch zu impulsiven Handlungen und Aussagen, etwa verletzenden oder entwürdigenden Äußerungen. Die Befriedigung von Bedürfnissen muss schnell oder augenblicklich erfolgen, es ist unerträglich, abwarten zu müssen. Aus Fehlern wird nicht gelernt, und die Aufmerksamkeitsspanne ist sehr gering. Die Kommunikation ist eher dürftig, Betroffene sind ruhelos und tendieren dazu, Konflikte und Probleme zu suchen und zu finden, wo keine sind. Geräusche, Gerüche, Licht und Berührung empfinden sie als störend oder irritierend.

Das Denkhirn ist die Endstation der Entscheidungsprozesse des Gehirns. Von anderen Bereichen, wie dem Belohnungssystem, längst entschieden, erscheint ein Gedanke, der uns bedeutet, dieses zu tun oder jenes zu lassen, zu essen, zu trinken, zu kaufen usw. oder eben nicht. Es dauert etwa eine halbe Sekunde, bis diese Entscheidung als Gedanke im Bewusstsein erscheint.

So gesehen, leben wir immer in der Vergangenheit, aber weil das bei uns allen der Fall ist, fällt das nicht weiter auf.

Das Denkhirn arbeitet mit einer schnellen Frequenz von 12 bis 42 Hertz und erreicht hauptsächlich im Alter zwischen 12 und 18 Jahren seine volle Leistung.

Zwischenhirn oder Reptilienhirn oder Mittelhirn

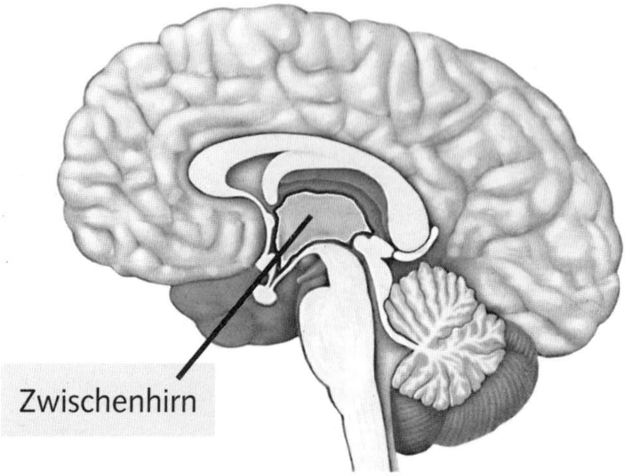

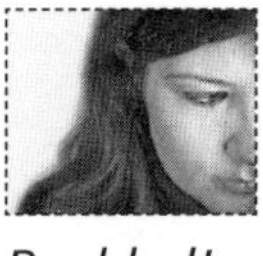

Amélie bekommt einen Anruf nach dem anderen. Sie beginnt zu schwitzen, und die Konzentration lässt nach. Als dann noch der Mitarbeiter von der Buchhaltung im Vorbeigehen eine Bemerkung wegen fehlender Belege der letzten Dienstreise macht, faucht sie ihm hinterher, dass das jetzt überhaupt nicht wichtig sei. Da war schon etwas Wut draufgepackt. So etwas hatte sie noch nicht von sich hören müssen, das war neu für sie. Da hat das Reptiliengehirn entschieden: Kämpfen! Wut und Aggression hat das Reptiliengehirn als wichtigen Zustand angelegt, um bei Kämpfen Energie bereitzustellen. Amélie befindet sich zwar nicht mehr in der Steinzeit, und im Büro läuft auch kein bedrohlicher Säbelzahntiger herum, doch für das Gehirn handelt es sich um eine Bedrohung, und es wählt Angriff statt Flucht.

Ihr Gehirn entscheidet auch blitzschnell, wenn ihr jemand vor das Auto läuft – es sichert nicht nur ihr Überleben, sondern auch das von anderen.

Wenn das Reptiliengehirn eine Situation als gefährlich einstuft, dann hat das eine andere Instanz vorher entschieden: die Amygdala. Mit ihr werden wir uns später im Zusammenhang mit einem interessanten Experiment beschäftigen.

Nun kommt es, besonders bei neuen, unbekannten Situationen, die als bedrohlich bewertet werden, zu zahlreichen körperlichen Veränderungen: Herzschlag, Puls und Blutdruck erhöhen sich. Den Händen und Füßen wird Blut entzogen, damit dieses bei einer Flucht zum Weglaufen in den Beinen verfügbar ist. Gehör und Sehvermögen werden schärfer. Der Adrenalinspiegel im Blut steigt an. Die Verdauung und Darmtätigkeit werden heruntergefahren. Durch die Stressreaktionen werden wichtige Körperfunktionen verändert.

Auf Dauer schadet das, denn Regenerations- und Wachstumsprozesse sind dadurch gehemmt.

Das Reptiliengehirn kann leider nicht immer richtig unterscheiden, ob eine realistische Gefahr oder eine harmlose Situation vorliegt. Was bedrohlich sein könnte, wird als Gefahr eingestuft. Und dann folgt eine mehr oder weniger starke Stressreaktion. Und das passiert uns, wenn wir überfordert sind – mit unseren Ansprüchen, unserer Arbeit, mit der Familie, mit den ständigen negativen Nachrichten usw.

Das Reptiliengehirn hat man so genannt, weil es bei allen Reptilien vorgefunden wird. Seine Aktivitäten laufen im Hintergrund ab, wir merken zunächst gar nichts davon – erst wenn sich unser Fühlen und Verhalten ändert.

Es arbeitet still, instinktiv, langsam und automatisch. Es regelt das Überlebensverhalten beim Kampf-oder-Flucht-Reflex, die Triebe, den Wärmehaushalt, den Hunger, die Reflexe, die komplette Wartung und Regeneration des Körpers, das Hormonsystem, das vegetative Nervensystem, das Immunsystem, die Sexualität, die Schmerzempfindung, die Bewegung der Muskeln, die Atmung und den Herzschlag.

Das Zwischenhirn arbeitet mit einer Frequenz von 8 bis 12 Hertz. Die Struktur, die die Alpharhythmen erzeugt, sieht aus wie eine große Walnuss und liegt fast im Zentrum des Gehirns: das limbische System, vollgepackt mit wichtigen Funktionen.

Ist das Reptiliengehirn in einem Menschen überaktiv, verhält dieser sich sozusagen reptilisch. Das ist bei unserer Lebensweise und unseren Lebensumständen nicht selten, das Leben wird als Überlebenskampf empfunden oder als Überlebenskampf gelebt – also alles andere als ein entspanntes Gewahrsein oder gar Glückszustände.

Kleinhirn

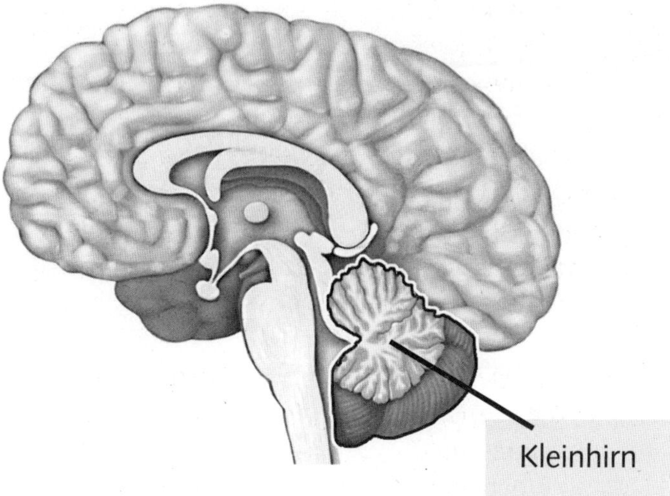

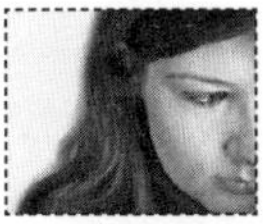

Klein, aber nicht unwichtig – das Kleinhirn. Es arbeitet völlig selbstständig und steuert gerade Amélies Gang zum Kaffeeautomaten, damit sie dort auch ankommt und sich nicht an dem Stuhl im Korridor stößt. Auch dass der Inhalt des Bechers nicht verschüttet wird, ist das Resultat ständiger Kontrolle und Steuerung dieses Gehirnbereichs: Willkürmotorik, Gleichgewicht, Bewegungen und deren Koordination. Einmal gelernte Abläufe werden dann in den Basalganglien gespeichert und abgerufen.

Bei uns Menschen ist es nicht so weit entwickelt wie beispielsweise bei einem Geparden, dem schnellsten Läufer, der bei voller Geschwindigkeit auch noch genau den Winkel vorausberechnet, um optimal auf das Opfer zu treffen, und

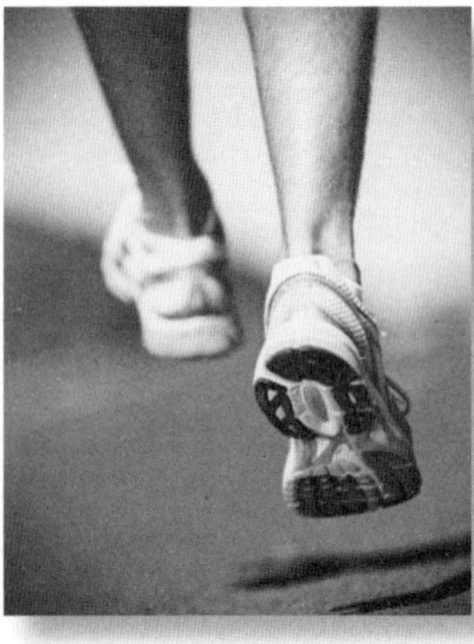

dabei die Krallen von Laufen auf Zupacken umstellt – natürlich alles instinktiv beziehungsweise automatisch.

Auffallend sind beim Kleinhirn seine starke Furchung und Windungen. Sie dienen einer maximalen Oberflächenvergrößerung, mehr noch als im Großhirn. Damit schafft es das Kleinhirn zu noch mehr Zellen bei beachtlich weniger Volumen.

Ein äußerst effizienter und wichtiger Gehirnbereich.

Wenn dieser Bereich gestört ist, kann es zum Ausfall von Eigenreflexen, zu erhöhter Reflexerregbarkeit, Bewegungsarmut, stark verlangsamter zielgerichteter Bewegung, erhöhter Muskelspannung (wie Spastik), Zittern, Tremor, Tourette, Parkinson u. a. m. kommen.

Bei Störungen kann NEURO-TUNING durch langes Halten des Gehirnbereichs mit anschließender Basissequenz und vielleicht noch Visualisierungen eines störungsfreien Erlebens angewandt werden.

Außerdem soll das Kleinhirn auch unbewusstes Lernen, wie etwa das Lernen der Muttersprache und soziales Lernen, steuern oder zumindest daran beteiligt sein.

Hirnstamm, das Nachhirn

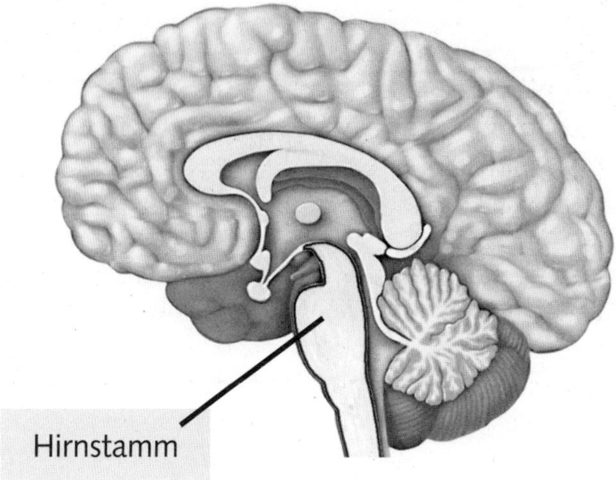

Der Hirnstamm ist der älteste Teil des Gehirns. Er bildet quasi den Übergang des Gehirns in das Rückenmark. Der Hirnstamm verschaltet und verarbeitet eingehende Sinneseindrücke. Die wandelt er in Motorik um, die reflexartig erfolgt, Augenblinken oder Zwinkern beispielsweise.

Darüber machen wir uns keine Gedanken. Oder über Herzschlag, Atmung oder Stoffwechsel, ebenso Schlucken und Husten.

Das gut gemeinte Klopfen auf den Rücken bei Schluckauf oder Husten sollte sowieso eher auf der Brust erfolgen, wobei vielleicht eine Beruhigung dieser Zone effizienter sein kann. Dazu finden wir später ein praktisches Beispiel.

Das Gedächtnis – sicher ist das nicht

Es gibt keinen speziellen Ort, an dem das Gehirn die Erinnerungen ablegt. Interessanterweise sind sie so lange nicht »da«, wie sie nicht gebraucht werden. Die Vermutung liegt nahe, dass sie gar nicht im Gehirn abgelegt werden, sondern in einem Informationsfeld außerhalb. Und wenn uns jemand mit ähnlichem Aussehen begegnet oder etwas Ähnliches passiert, dann wird das Vergangene wieder »geladen«.

Doch Vorsicht! Erinnerungen werden in kleinen Informationspaketen abgelegt. Dabei werden uninteressante Details ausgeblendet, sie sind also nicht mehr zugänglich. Auch durch die Wiederholung eines Gedankens kann eine Erinnerung konstruiert werden, die uns ein Geschehen vorgaukelt, das nie passiert ist.

Erinnerungen werden auch noch verändert oder ausgeschmückt, wie bei Beschreibungen des ersten Kusses, welches Kleidungsstück er oder sie trug und wo das Ganze stattgefunden hat. Wenn man die andere Person fragt – so weit das noch möglich ist –, wird diese ganz andere Beschreibungen liefern. Aber auch die müssen nicht stimmen.

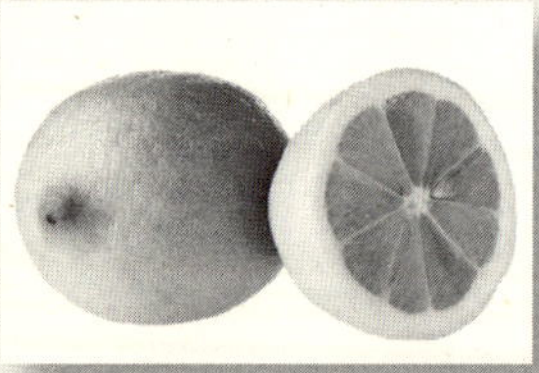

Noch etwas Interessantes: Wenn Sie eine Reihe von Wörtern mit ähnlichen Bedeutungen lesen wie Sauerkraut, Gewürzgurken, Apfelwein, Zitrone, werden Sie sich sehr wahrscheinlich daran erinnern, auch das Wort »sauer« gelesen zu haben.

Und schließlich lässt das Gehirn auch noch Bilder von optimalen Zuständen entstehen, wenn wir ihm den Begriff »Apfel« präsentieren. Ist es nicht so, dass wir wie Amélie an einen reifen Apfel denken, nie aber an einen verfaulten oder wurmlöchrigen Apfel, wenn wir gefragt werden, ob wir einen möchten? Diese Funktion kann beim Imaginieren oder Visualisieren sehr hilfreich sein.

Das Herz, das zweite Gehirn

Das Herz ist ein zweites Gehirn. Das sehr komplexe Nervensystem des Herzens verfügt über etwa 40 000 Neuronen. Die machen aus dem Herzen – bisher nur als Pumpe betrachtet – ein vom Gehirn und dem autonomen Nervensystem unabhängig wirkendes Empfangs- und Kommandozentrum.

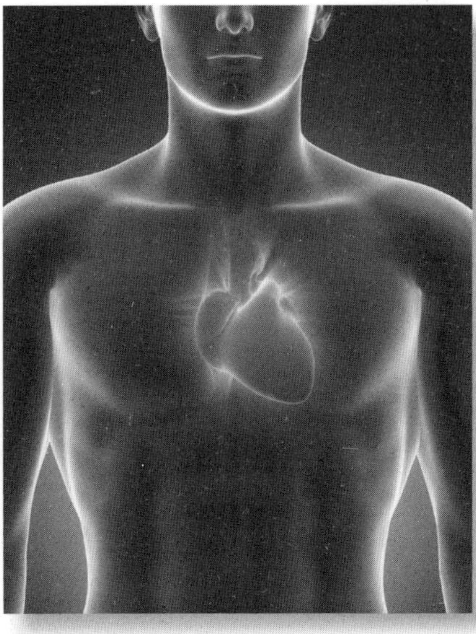

Es empfängt Informationen aus dem Informationsfeld, das uns alle umgibt, und sendet Kommandos durch kleine Veränderungen der Magnetwellen und der Stärke des Blutdrucks über vielfältige Wege ins Kopf-Gehirn.

Über unterschiedliche Nerven sendet das Herz fortwährend Informationen an das Kopf-Gehirn und beeinflusst dadurch unsere Wahrnehmungen sowie mentalen Vorgänge.

Die Nervenbahnen aus dem Herzen laufen bis in die höheren Gehirnzentren und haben offenbar großen Einfluss auf die Amygdala – ein wichtiges Zentrum für Instinkte, Emotionen und Angst. Dabei denkt das Herz-Gehirn gänzlich eigenständig – egal was unser Kopf-Gehirn denkt. Manchmal oder öfters entscheidet sich das Herz für jemand oder etwas, was der Kopf nie in Erwägung gezogen hätte. Wir kennen das ja, wenn Liebe entsteht und unsere Umwelt sagt: »Was, der?« Oder: »Was, die?«

»Das Nervensystem im Herzen (das Herz-Gehirn) ermöglicht es dem Herzen, unabhängig von der Großhirnrinde zu lernen, zu erinnern und Entscheidungen zu treffen. Außerdem haben zahlreiche Experimente demonstriert, dass die Signale, die das Herz ununterbrochen zum Gehirn sendet, die höheren Gehirnfunktionen, die mit Wahrnehmung, Kognition und der Verarbeitung von Emotionen befasst sind, maßgeblich beeinflussen«, berichtet Rollin McCraty, Ph.D., vom Institute of Heart Math.

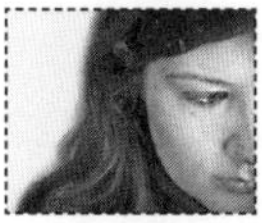

Amélie fragte sich gerade heute einmal wieder, warum sie ausgerechnet mit Pia, die ihr Büro einige Räume weiter hat – die Türen stehen ja immer offen, sodass man sich im Vorbeigehen sieht –, ein so herzliches Verhältnis hat. In den Pausen sind sie oft zusammen, irgendwie kommt meistens Spaß auf, und es wird viel gelacht. Sie sind so unterschiedlich – Pia, die Mutti, nie attraktiv gekleidet, keine beruflichen Ambitionen, immer freundlich und ausgeglichen, kein Interesse an After-Work-Partys, nie Kino …

Darüber hinaus lässt das Herz ein Magnetfeld entstehen, das 500 bis 5000 Mal stärker ist als das des Gehirns! Ein Magnetfeld, das das Nervensystem unserer Mitmenschen beeinflusst, also zum Beispiel alle Kollegen, die mit Amélie arbeiten und sich länger bei ihr aufhalten.

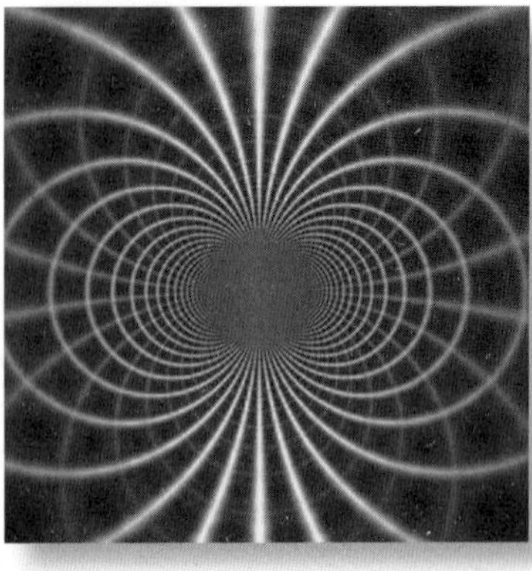

Das Magnetfeld des Herzens wirkt auch mehrere Meter vom Körper entfernt. Das ist messbar. Dieses Herz-Magnetfeld pulsiert und sendet ständig rhythmische Muster durch den ganzen Körper, nicht nur zum Kopf-Gehirn. Das Kopf-Gehirn wird jedenfalls mit dem Herzen durch einen elektromagnetischen Puls synchronisiert. Und dann gehen die Signale weiter, beispielsweise werden bei Freude auch Atem und Blutdruck eingestimmt.

Wenn wir NEURO-TUNING daraufhin anwenden, dass Freude oder Entspannung erfahren wird, dann können wir ableiten, was mit dem Körper passiert.

Mit einer Spektralanalyse des Herzfeldes konnten Forscher nachweisen, dass Freude, Demut, Liebe, Begeisterung, Gebete sehr harmonische und gleichmäßige Felder erzeugen. Und es überrascht uns nicht, dass negative Emotionen ein sehr gestörtes rhythmisches Muster hervorrufen. Diese negativen Zustände zu unterbrechen, abzustellen und durch positive Zustände zu ersetzen zählt zu den Möglichkeiten des NEURO-TUNINGS.

Seit Hunderten von Jahren gilt das Herz in vielen Weisheitstraditionen als das Zentrum von Emotion, Intuition, Weisheit, Leidenschaft und Liebe. Und der »kleine Prinz« erzählt Millionen Lesern, dass man nur mit dem Herzen richtig sieht. Also nicht sehen, sondern wahrnehmen.

Aber auch chemisch mischt das Herz mit: Im Nervensystem des Herzens werden genau wie im Gehirn verschiedene Neurotransmitter und Hormone ausgeschüttet, die Einfluss auf den ganzen Körper haben. Noradrenalin, Dopamin und Oxytozin sind die wichtigsten dieser Hormone. Oxytozin gilt als das »Liebeshormon«, das maßgeblich Mutterliebe, Verbundenheit, Toleranz, Verständnis und soziales Verhalten beeinflusst. Ohne Oxytozin kein Kuscheln!

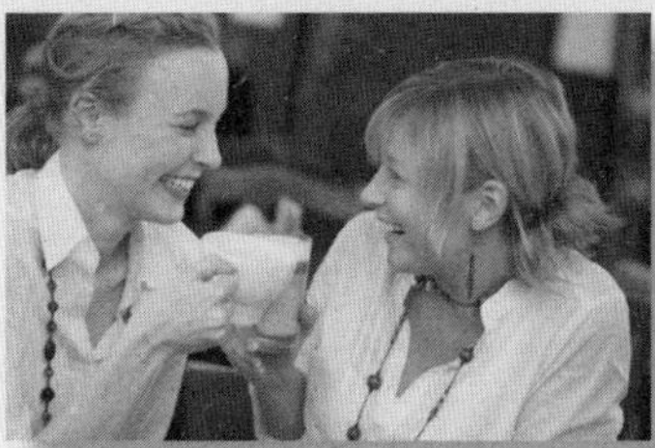

Das gute Gespräch – zwei Gehirne schwingen zusammen

Was viele Menschen schon oft erlebt haben, ist durch Magnetresonanztomografie-Versuchsreihen an der Princeton University belegt: Wenn zwei Menschen sich im Gespräch verstehen, also nicht diskutieren oder sich gegenseitig überzeugen wollen, sind sie in einem Flow. Ihre Gehirne »schwingen« sich aufeinander ein – sie zeigen fast vollständig deckungsgleiche Aktivitätsmuster. Es ist wie bei Gitarrensaiten. Gerät eine in Schwingung, schwingen die anderen mit.

Die Gehirnaktivität wird im Laufe eines guten Gesprächs generell synchronisiert. Der Sprecher beeinflusst somit stets direkt das Gehirn des Zuhörers – und zwar so, dass sich dessen Gehirnaktivität der des Sprechers angleicht.

Damit dies passiert, muss dieselbe Sprache gesprochen werden, und es müssen Informationen ausgetauscht werden. Eine körperliche Anwesenheit ist nicht nötig, selbst Videoaufnahmen oder Gespräche über Skype reichen aus, um den Effekt auszulösen.

Untersuchungen zeigten, dass sich sowohl das Hör- als auch das Sprachzentrum sowie die Areale für höhere kognitive Funktionen aufeinander einstellten. Die Gehirnmuster des Zuhörers folgten dabei denen des Sprechers mit 1 bis 3 Sekunden Verzögerung.

Gleichzeitig waren einige Areale aktiv, die eine Autovervollständigung und Vorhersage durchführten. Wenn beispielsweise nur eine halbe Katze am Bildschirm oder hinter einem Baum zu sehen ist, vervollständigt das Gehirn die Darstellung und bildet das Bild einer ganzen Katze.

Gleichermaßen wird eine Vorhersage gemacht, wie ein Satz weitergehen wird. Das heißt, das Gehirn bereitet zukünftige Informationen vor. Umso flüssiger und besser wird dadurch der Informationsaustausch beim Gespräch.

Das läuft so ganz nebenbei ab, wenn wir ein Gespräch führen. Ebenfalls aktiv werden dabei die Spiegelneuronen.

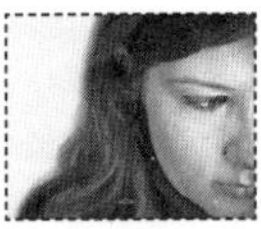

Den Mittag verbringt Amélie gerne mit der gut gelaunten Christina. Da sie viel Wert auf die Beziehung zu ihr legt, weil sie ihr so guttut und sie danach in einem leichten Zustand wieder am Schreibtisch sitzt, legt sie auch viel Wert auf Christinas Urteil über sie, Amélie. Das ist ihr aufgefallen – sie möchte ihr gefallen. Deutlich wird das, wenn die beiden essen. Ohne es zu merken, hat sie sich

Christinas Esstempo angeglichen. Heute führte sie sogar die Gabel im gleichen Moment zum Mund. Wie synchronisiert aßen sie die Pasta, als hätten sie es einstudiert.

Es schmeckt nicht nur besser in Gesellschaft, es kommt auch zu einer Angleichung des Tempos, wie gegessen und getrunken wird, und auch die Nahrungsmenge wird gleich, wenn wir ein positives Urteil unseres Gegenübers haben möchten. Auch die Mimik und die Kopfhaltung können synchron werden. Die Theorie ist, dass beim Beobachten von Bewegungen die gleichen Gehirnregionen feuern, als wenn wir es selbst machen würden.

Sogenannte »soziotrope« Personen möchten unter keinen Umständen unhöflich erscheinen und adaptieren schnell das Verhalten anderer. Sie essen auch mehr, wenn sie dazu aufgefordert oder gedrängt werden.

Wenn beispielsweise ihr Gegenüber über einen Berg Pasta herfällt, machen sie das auch, obwohl sie gar nicht so hungrig sind oder eigentlich eine Diät beginnen wollen.

Wenn wir in Gesellschaft nicht mitmachen oder in diesem Fall darauf verzichten, mehr zu essen, werden wir zwar als diszipliniert, aber nicht als sympathisch beurteilt.

Ich fühle, was du fühlst – die Spiegelneuronen feuern

Wenn uns jemand anlächelt oder die Person neben uns gähnt, ob man uns erzählt, jemand hätte sich in den Finger geschnitten, ob wir einen Film mit trauriger Handlung sehen – wir lächeln ebenfalls, der Impuls zu gähnen kommt auf, wir spüren den Schmerz des Schnitts und wir werden traurig. Die Spiegelneuronen sind es, die uns zu mitfühlenden Wesen machen.

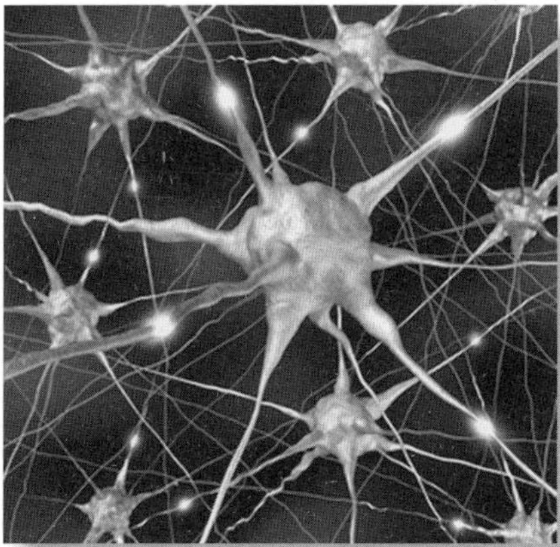

Spiegelneuronen sind ein Resonanzsystem, das Stimmungen oder Emotionen anderer Menschen in uns erscheinen lässt. Ob uns etwas widerfährt oder einem anderen, das ist für das Gehirn dasselbe. Nur bei Naturbeobachtungen werden die Spiegelneuronen nicht aktiv. Da darf der Gepard, ohne dass wir fühlen, gebissen zu werden, den Wasserbock reißen.

Die Entdeckung der Spiegelneuronen führte auch zu ganz praktischen Anwendungsmöglichkeiten. So fand man beispielsweise heraus, dass gelähmte Menschen Bewegungen allein durch das Beobachten wieder erlernen können. Und auch für das Verständnis des kindlichen Lernens brachte die Entdeckung viele neue Impulse, denn ab dem 3. bis 4. Lebensjahr sind die Spiegelneuronen voll aktiv. Schon zuvor werden durch diese Neuronen bestimmte Bewegungen und Verhaltensweisen von anderen »kopiert« und im Gehirn dafür Nervenzellen herausgebildet, ohne dass diese selbst ausgeführt werden müssen.

Die Erkenntnis, dass wir automatisch zu allem in Resonanz gehen, was wir wahrnehmen, könnte uns einmal überdenken lassen, womit wir unsere Zeit verbringen und mit welchen Menschen. Die Fähigkeit, uns tief in unser Gegenüber hineinzufühlen und sie oder ihn wirklich zu spüren und von innen heraus zu verstehen, schlummert ziemlich sicher in uns allen.

Baby stellt sicher, dass es Liebe bekommt

Die Freude der Mutter über die Grimassen des Neugeborenen, das die Mutter nachmacht, bekommt sie nur, wenn sie nahe genug an das Gesicht des Neugeborenen herankommt. Es kann nämlich erst bei einem Abstand unter 25 cm scharf sehen. So erzwingt diese Einschränkung die Nähe der Mutter, die das Neugeborene braucht.

Von Wellen oder Frequenzen im Gehirn

Durch die Kommunikation der Neuronen untereinander entstehen elektrische Schwingungen, die als Hertz (Hz) gemessen und am EEG (Elektroenzephalogramm) beobachtet werden können. Sie können so unterteilt werden:

Alphawellen (7 bis 13, 14 Hz)

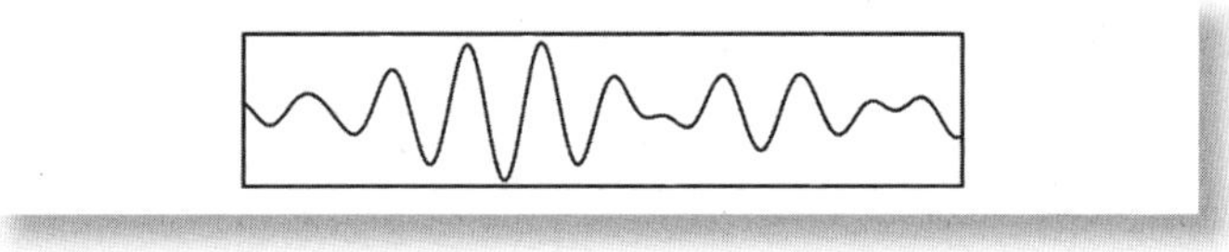

Sie tauchen bei Entspannung, bei geschlossenen Augen und nach innen gerichteter Aufmerksamkeit auf. Charakteristisch sind wohlige Empfindungen, ruhiges, fließendes Denken, zuversichtliche Stimmung und ein Gefühl der Einheit von Kopf und Körper. Wenn wir gesund und stressfrei sind, produzieren wir eine Menge Alphawellen.

Fehlt die Alphaaktivität, kann das ein erstes Signal für stressbedingte Krankheiten sein. Alphawellen sind eine biologische »Universalfrequenz«, die sich im EEG von vielen Säugetieren findet.

Betawellen (14 bis 33 Hz)

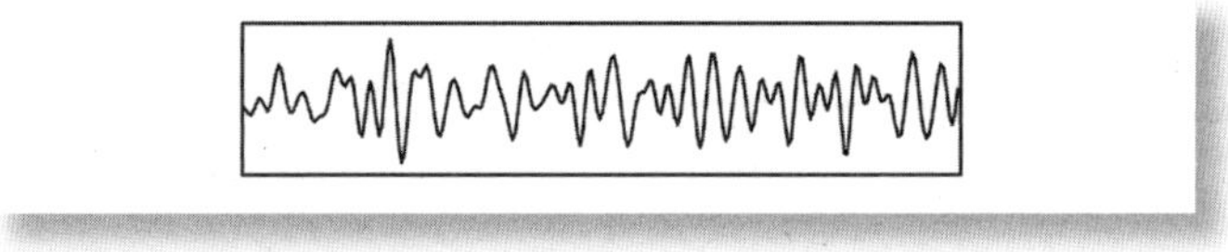

Im normalen Wachzustand, im sogenannten Alltag, den Fokus auf die äußere Welt gerichtet oder mit konkreten Aufgaben beschäftigt, dominieren Betawellen. Betawellen stehen für Konzentration und Kognition.

Mittleres Beta ist entspannte Aufmerksamkeit, nützlich für das Training mit antriebsarmen Menschen (ADD) und Leistungssport. Hohes Beta bedeutet Stress, Hektik und Sorge. Ein sehr hoher Anteil an Betawellen steht in Verbindung mit einem erhöhten Ausstoß von Stresshormonen.

Thetawellen (4 bis 8 Hz)

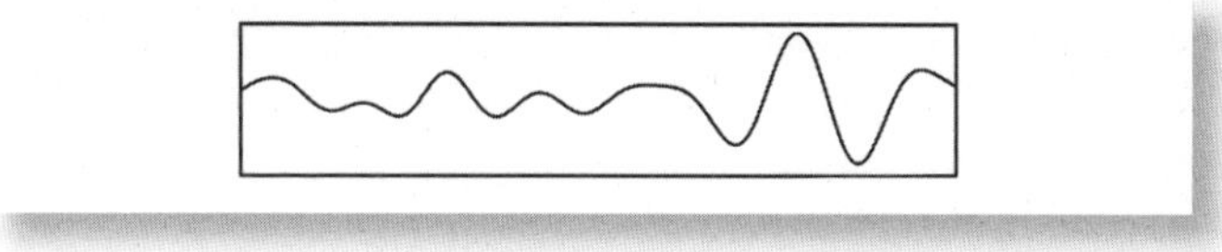

Im Traumschlaf, in Trancezuständen, während Klarträumen und tiefer Meditation schaltet das Gehirn auf Theta – oder erzeugt Theta diese Zustände!? Jetzt ist das Unterbewusste aktiv, die Kreativität verfügbar.

Dieser Bereich ist durch das gekonnte Halten beim NEURO-TUNING und durch Klopfen und Kommunikation zu erreichen. Im hypnagogischen Stadium zwischen Wachen und Schlafen hat der Mensch die Eigenschaft, fast alles, was sich verarbeiten lässt, ohne Kritik oder Zensur aufzunehmen.

Daher können Interventionen, die auf eine Veränderung der inneren Bilder oder Muster abzielen, bei dieser Frequenz leicht gelingen. Die Thetafrequenz ist die optimale Voraussetzung für geleitete Fantasiereisen und NEURO-TUNING-Imaginationen.

Den Thetazustand beschreiben Menschen als bildhaft, intuitiv, kreativ, fantasiereich, traumähnlich, sich als «Einheit« wahrnehmend, «wissend«, bildreich. Es kann ein physiologischer Zusammenhang von Heilen und Integration von Körper und Geist entstehen.

Deltawellen (0,1 bis 4 Hz)

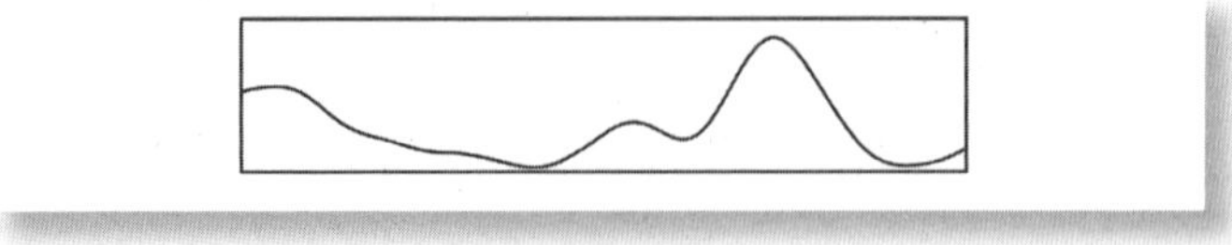

Im Schlaf, in Trancen und komaähnlichen Zuständen schwingt das Gehirn in der Frequenz Delta. Es werden Selbstheilungskräfte aktiviert und Wachstumshormone gebildet – das Denkhirn ist still. Je niedriger die Frequenz, desto tiefer ist die Entspannung und umso eher erreicht der Körper seinen natürlichen Rhythmus.

Im Deltazustand kann es zu einer deutlichen Linderung von Symptomen des Erschöpfungssyndroms kommen, und es wird vermutet, dass eine Resonanz zwischen Hypothalamus, Hypophyse und Zirbeldrüse entsteht, was beispielsweise bei Alzheimerpatienten eine Verbesserung ihres Zustandes zeigte. Wahrscheinlich werden im niedrigen Deltabereich Endorphine ausgeschüttet, was zur Schmerzlinderung führt.

Das könnte auch erklären, warum die Anwendung des absichtslosen NEURO-TUNINGS, das in vielen Fällen das Gehirn schnell auf die Deltafrequenz bringt, so vielfältige erstaunliche Wirkungen zeigt.

Gammawellen (40 Hz)

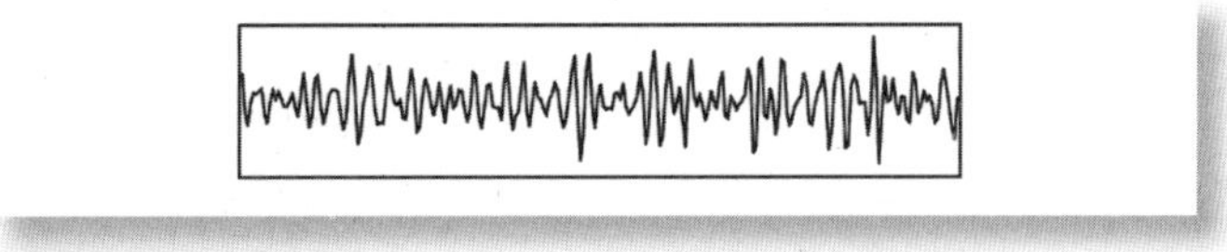

Schon seit Längerem ist ein «Hintergrundrauschen« im Gammabereich bei 40 Hz bekannt. Die Theorie lautet, dass diese übergeordnete Frequenz die Hirnareale synchronisiert und zusammenführt – eine Resonanz zwischen unterschiedlichsten Gehirnbereichen, um eine Aufgabe zu erledigen.

Der Forscher Davidson registrierte mit 256 über den gesamten Schädel verteilten Messfühlern die Hirnströme von Meditationsprofis, während sie ihren Geist mit Liebe und Hingabe erfüllten. Eine Gruppe von Meditationsanfängern diente zum Vergleich. Der Blick auf die Messwerte offenbarte erhebliche Unterschiede.

Im Gehirn der Mönche stieg die sogenannte Gammaaktivität – die normalerweise zeitlich und räumlich begrenzt auftritt – während der Meditation stark an, während sie sich bei den Anfängern nur gering veränderte.

Die Wellen huschten bei den Meditationsprofis über das gesamte Denkorgan. Jene extrem koordinierten Gammawellen, die Davidson bei den Mönchen registrierte, würden unter normalen Umständen nie auftreten, so die Meinung der Forscher.

Fazit: Das synchrone Schwingen aller Nervenzellen hebt den Unterschied zwischen Subjekt (betrachtend) und Objekt (betrachtet) auf, alles wird eins.

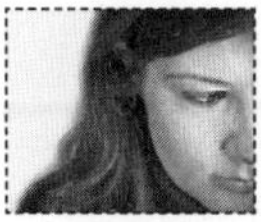

Amélie sitzt an ihrem Schreibtisch und wird von den Texten und Bildern auf dem Monitor absorbiert. Sie ist vollkommen konzentriert. Ihr Gehirn führt verschiedenste Operationen aus, um aus dem Gelesenen das herauszufiltern, was für ihre Arbeit wichtig ist. Sie macht

ständig Zusammenfassungen und extrahiert das Wichtigste. Ihre Neuronen schwingen mit 30 Hertz.

Da rauscht eine Gammawelle durch ihr Gehirn. Ein Duft wurde vom Riechhirn wahrgenommen. Anschließend wurde der Duft vom Gehirn als »Kaffee« identifiziert und erreicht ihr Bewusstsein als »Das ist Kaffee«. Sofort ist ihre Aufmerksamkeit vom Thema, das sie gerade beschäftigte, abgezogen. Als inneres Bild nimmt sie dann noch einen Kaffeebecher wahr. Als sie sich zur Tür umdreht, wo sie den Duft vermutet, sieht sie dort ihre Kollegin mit dem Kaffeebecher stehen.

Die Aufgabe der Gammawellen besteht darin, die Gesamtheit der komplexen Informationen, die wir im Außen wahrnehmen, zu einer Gestalt zu machen – Psychologen sprechen von einer Gestaltwahrnehmung. Aus vielen Informationen wie Bild, Ton, Duft entsteht die Erkenntnis, dass eine Tasse Kaffee vor uns steht. Wir sind uns jetzt dessen bewusst.

Die Gammafrequenz ist aber auch der Zustand höchster Aufmerksamkeit. Wenn alle Nervenzellen synchron schwingen, wird alles eins, es wird zwischen Subjekt und Objekt nicht mehr unterschieden. Exakt das ist die Beschreibung einer spirituellen Erfahrung. Richard Davidson, von dem gerade schon die Rede war, hat die Hirnströme von über 200 geübten Meditierenden gemessen und festgestellt, dass diese eine enorm erhöhte Gammaaktivität hatten.

Meditation heißt nicht, entspannt auf einem Kissen zu sitzen und sanft zu lächeln – es ist ein Zustand höchster ungerichteter Aufmerksamkeit und positiver Grundstimmung bis hin zu einem Höchstmaß an Empathie.

Dieser Gammamodus ist sehr günstig, um Erkenntnisprozesse einzuleiten, und das Stimulieren mit Gammafrequenzen hat in zahlreichen Untersuchungen, vor allem bei Aufmerksamkeitsstörungen, gute Resultate gezeigt.

Das Gehirn lernt sehr schnell. Mittels der Stimulation bestimmter Frequenzen lassen sich die dazugehörigen Zustände mit etwas Training auch im Alltag erreichen – Wiederholung ist dabei notwendig. Auch Meditation ist eine Möglichkeit, die Frequenzen zu ändern, oder eine äußere Stimulation – eben mit NEURO-TUNING.

Zu sensibel für diese Welt?

»Ach, sei doch nicht sooo empfindlich! Das bisschen Verkehrslärm! So laut ist es in der Kneipe doch gar nicht! Wir waren doch nur drei Stunden shoppen! Immer brauchst du deine Ruhe!« Ja, sensible oder hochsensible Menschen haben es oft nicht leicht, von ihrer Umwelt akzeptiert und gewürdigt zu werden. Hochsensibilität ist keine Macke oder ein Muster, um Aufmerksamkeit zu bekommen. Diese Menschen haben ein sensibleres Nervensystem.

Die alltäglichen Reize – und wir nehmen heute an einem Tag so viel Reize wahr wie ein Mensch im 18. Jahrhundert in seinem ganzen Leben – sind für ihr System belastend. Dabei muss es gar nicht sehr laut werden, die Hintergrundmusik im Einkaufszentrum reicht schon. Laute anhaltende Töne oder grelles Licht sind umso unerträglicher.

Der Nachteil kann zum Vorteil werden, denn diese Menschen können ihre Mitmenschen besser wahrnehmen, feinere Nuancen an ihnen registrieren. Jetzt brauchen sie nur noch eine gut bezahlte Arbeit, bei der das vorteilhaft ist …

Teil 3

Die Methode

Basissequenz in 3 Schritten

Die Zonen und Punkte des NEURO-TUNINGS für die Basissequenz

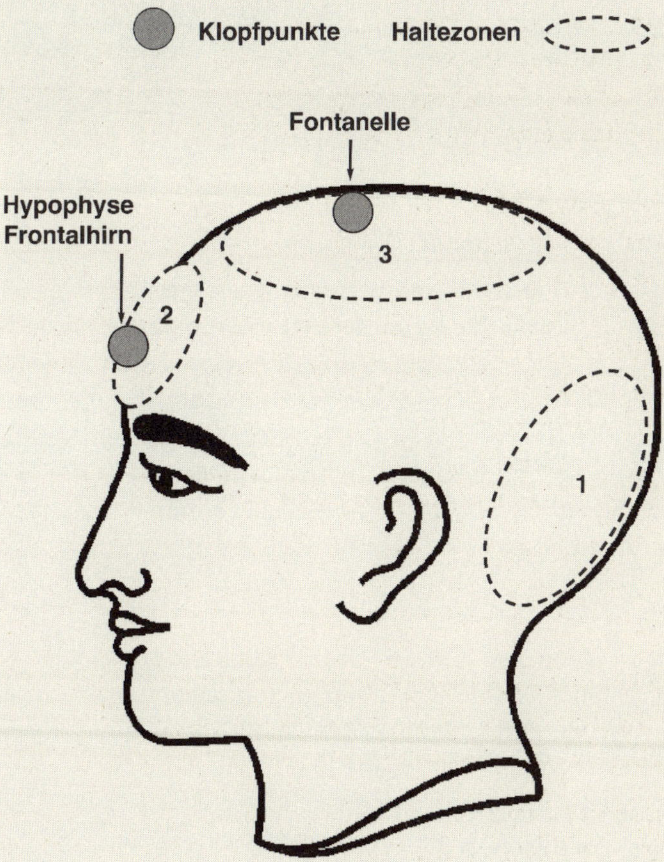

SCHRITT 1

Sie beginnen das NEURO-TUNING bei Zone 1 – am Hinterkopf (Okzipitallappen/Parietallappen).

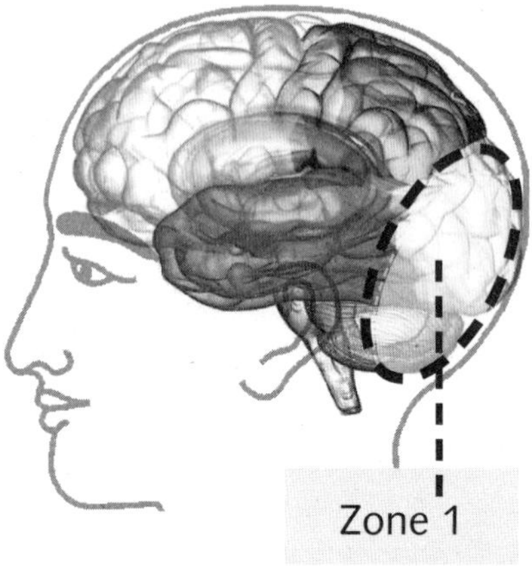

Dieser erste Schritt dient der Beruhigung des Parietalbereichs des Gehirns, denn dieser ist meistens überlastet und verbraucht die meiste Energie. Es scheint so, als würde dieser Bereich ständig auf Hochtouren laufen. Hier findet eine mentale Übererregung statt.

Wenn Sie es selbst erlebt oder gesehen haben: Neugeborene werden meistens als ersten taktilen Kontakt mit der Welt die Berührung des Hinterkopfes erfahren. Vielleicht ist es das, was Menschen das Gefühl von Geborgenheit vermittelt. Geborgenheit und Sicherheit sind fundamentale Bedürfnisse.

Wenn Sie NEURO-TUNING geben, legen Sie beide Hände von unten nach oben an den Hinterkopf. Dabei bilden die Hände eine Schale und halten den Kopf. Umfassen Sie eine möglichst große Fläche. Geben Sie dem Kopf Halt, sodass er geschützt ruhen kann.

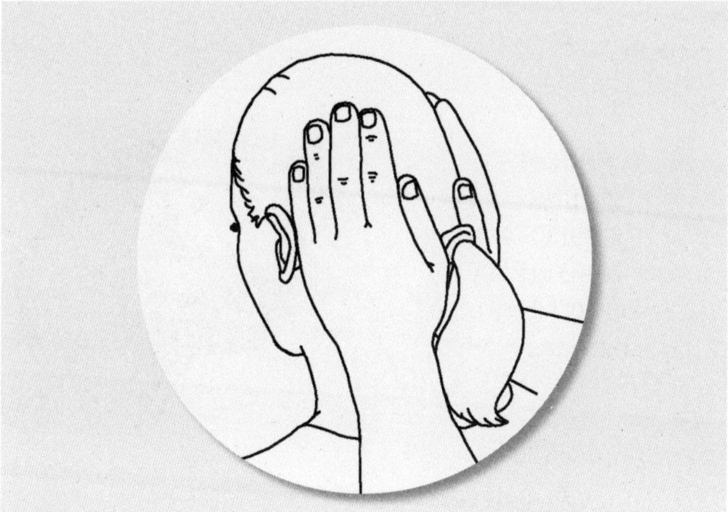

Halten Sie so für mindestens 1 Minute.

Und so sieht es aus, wenn Sie es bei sich selbst machen.

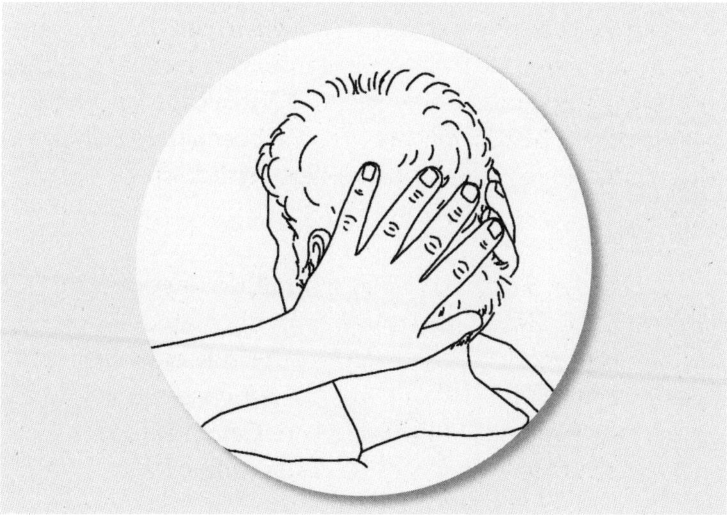

Schritt 2

- Wechseln Sie mit einer Hand zur Zone 2 – zur Stirn (präfrontaler Kortex).

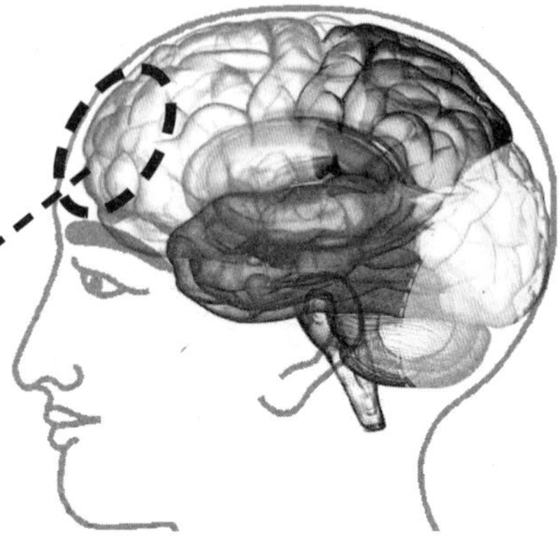

- Halten Sie mit einer Hand den Hinterkopf mittig und legen Sie die andere Hand vor die Stirn; von welcher Seite Sie vorgehen, ist unbedeutend.

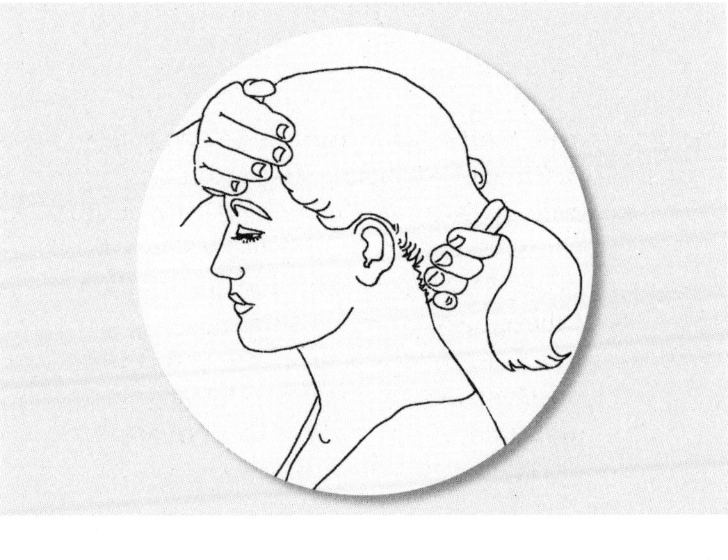

Bleiben Sie in dieser Position mindestens
1 Minute lang.

Und so sieht es aus, wenn Sie es bei sich selbst machen.

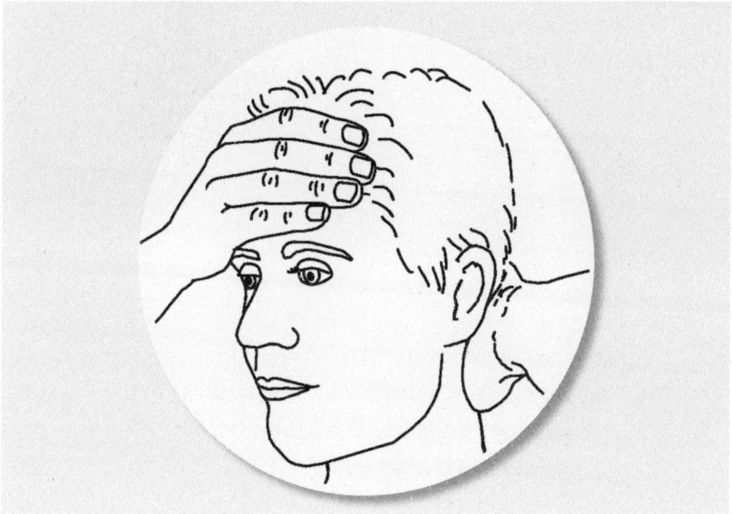

Je länger diese Position gehalten wird, desto stärker fällt für die meisten Menschen die Beruhigung aus. Schon diese erste Sequenz kann eine deutliche Veränderung der Gehirntätigkeit bewirken. Nicht selten gelangen die Gehirnwellen in den Thetabereich, was bei einer Meditation oder nach erschöpfender körperlicher Tätigkeit der Fall ist.

Schon jetzt kann es zu einer Zentrierung und Entspannung kommen. Beobachtet werden dabei eine Verlangsamung des Gedankenstroms und ein langsames oder rasches Auflösen von Stress – das ist individuell unterschiedlich.

Schritt 3

Wechseln Sie zur Zone 3 und der Fontanelle (Zentralfurche/Kortex).

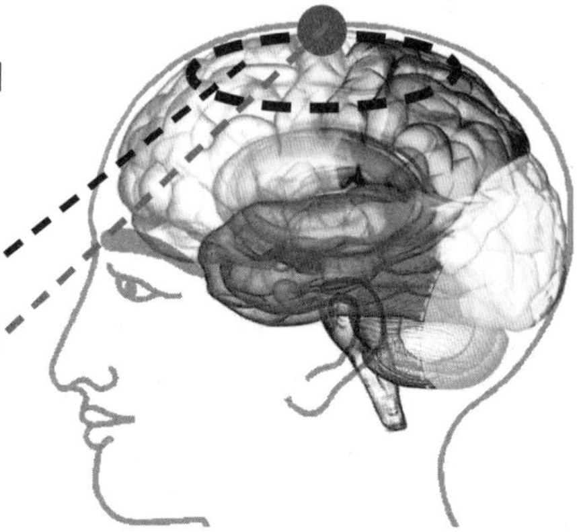

Sie bedecken bei diesem Schritt teilweise den Frontal-, Parietal- und Temporal- beziehungsweise Schläfenlappen. Tief darunter liegt der Balken, der die rechte und linke Gehirnhälfte miteinander verbindet.

Sie können dabei für sich visualisieren, assoziieren und/oder es selbst beziehungsweise den Klienten nachsprechen lassen, dass alle Bereiche miteinander verbunden sind und eine Ordnung entsteht.

Legen Sie die rechte und die linke Hand auf den Bereich links und rechts auf den Kopf, wie auf dem Bild zu sehen ist.

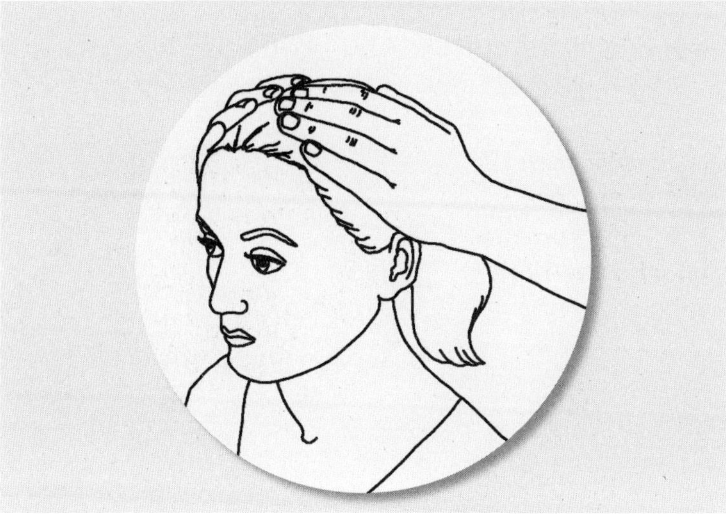

Halten Sie diese Position für mindestens 1 Minute.

Und so sieht es aus, wenn Sie es bei sich selbst machen.

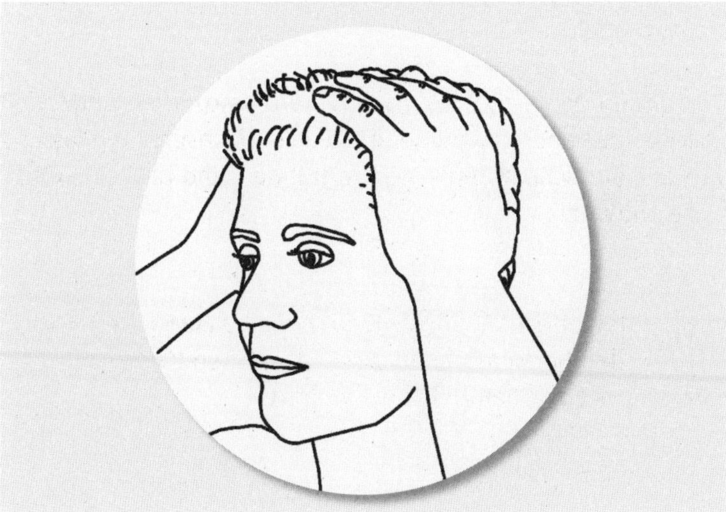

Sie können mit dem Mittel- oder Zeigefinger sanft auf die Fontanelle klopfen oder auch einen Finger mit sanftem Druck dort ruhen lassen.

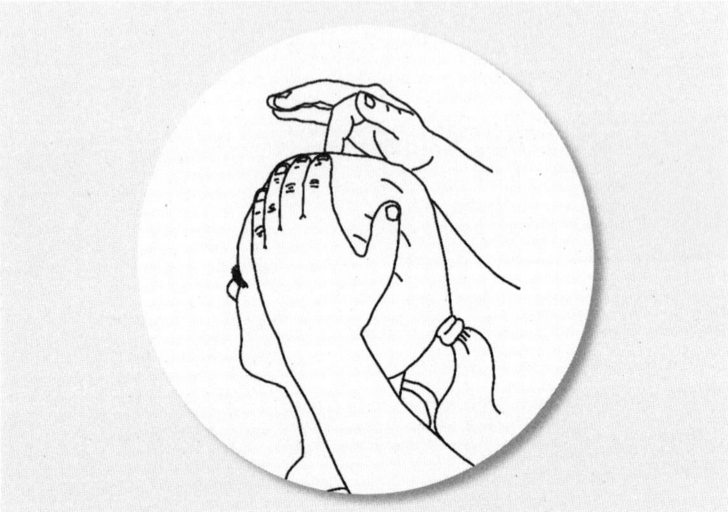

Und so sieht es aus, wenn Sie es bei sich selbst machen.

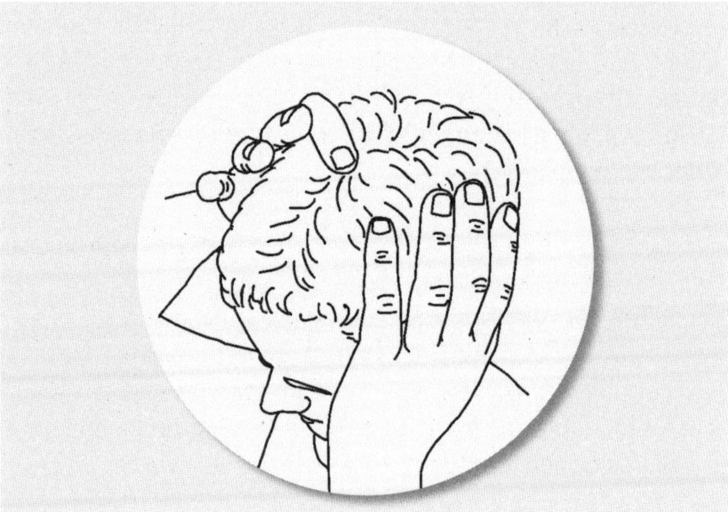

Bei der Selbstanwendung ist es günstig, sich an einen Tisch zu setzen und die Ellenbogen aufzulehnen. Dann werden die Arme nicht schwer, was die Anwendung anstrengend machen könnte.

*****

Ende der Basissequenz.

Manche NEURO-TUNING-Sitzungen können ohne Ziel und ohne Absicht durchgeführt werden. In diesen Fällen belässt man es nach der Basissequenz einfach dabei und achtet lediglich auf Signale oder Impulse, egal was auftaucht.

In diesem urteils- und absichtsfreien Raum können regelrechte Erkenntnissprünge oder thematische Verschiebungen stattfinden, weil kein Verlangen nach etwas oder kein Widerstand gegen etwas da ist. Manchmal sind dies blitzartige Erkenntnisse, ein umfassenderes Verstehen oder bisher unbekannte Lösungen. Sie erscheinen, ohne dass man daran »gearbeitet« oder sie gewollt hat.

Bei der dauerhaften Berührung bemerken viele Anwender, wie sich ihr Denken verlangsamt und sie schließlich keine Gedanken mehr wahrnehmen. Sie sind dann im Thetabereich. Man nimmt zwar noch alles um sich herum wahr, doch der urteilende oder wertende Teil des Verstandes wird still. Man kann sich nun den Urlaub vom Grübeln, Planen, Werten und Urteilen gönnen und den Zustand so lange wie möglich anhalten lassen.

Anwender, die dabei liegen, neigen dazu, in einen Kurzschlaf abzugleiten oder in einen Tiefschlaf, wenn sie das NEURO-TUNING im Bett vor dem Einschlafen durchführen.

Beim professionellen Einsatz des NEURO-TUNINGS kann man die Methode im Stehen durchführen, wie es die Darstellungen zeigen. Es geht auch im Sitzen, wenn man einen beweglichen Drehstuhl hat, um sich im Laufe der Anwendung auf die Seite des Klienten bewegen zu können und um nicht zu sehr durch das Stehen zu ermüden.

Ab jetzt könnte man den Klienten oder Partner nach seiner Wahrnehmung fragen – falls noch etwas geäußert werden kann. Oftmals kommt es zur Wortlosigkeit, es ist still geworden. Das kann für viele Minuten so bleiben. (Klienten empfinden es als wohltuend, wenn ich sie einige Minuten allein im Raum sitzen oder liegen lasse.) Sie können abwägen, ob Sie es bei der Stille belassen oder noch ein Thema behandeln möchten.

Abschluss und Ausklang

Man kann die Hände auf die Schultern legen als Signal, dass die Anwendung jetzt beendet wird. Manchmal muss man sich behutsam nähern, da sich der Klient sehr weit »entfernt« hat und sein Gehirn in der Deltafrequenz taktet. Man bleibt so lange, bis der Klient deutliche Zeichen gibt, dass er mit der Wahrnehmung wieder im Raum ist.

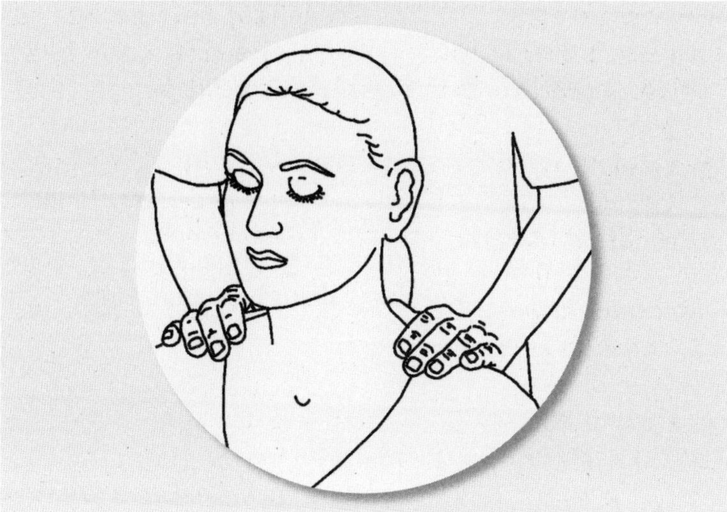

Evaluierung

Am Anfang und am Ende einer Anwendung kann es nötig sein, eine Einschätzung der Intensität des Themas oder des Stresses, den das Thema auslöst, vorzunehmen. Sie brauchen möglicherweise diesen Wert, um einen Fortschritt und letztlich die Auflösung des Themas, wie eines körperlichen Schmerzes, werten zu können.

Meistens jedoch ist die Auflösung sehr deutlich zu sehen und zu spüren. Das Evaluieren des Stresses macht der Coach, indem er den Klienten nach dem Stresswert fragt.

Bei der Selbstanwendung ist das nicht notwendig, denn der Anwender spürt es selbst oder nimmt wiederkehrende, belastende Gedanken selbst wahr.

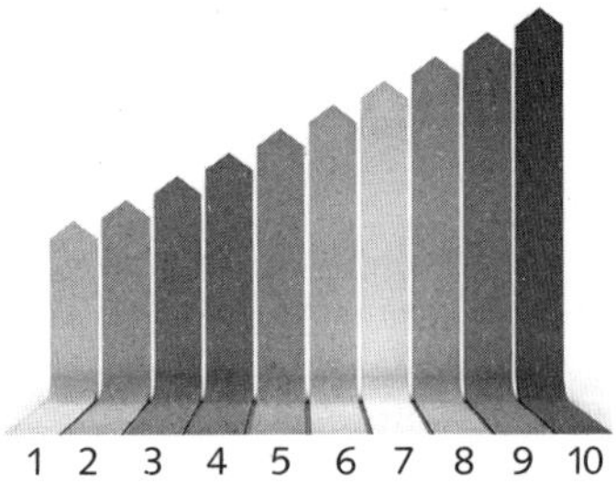

Die Skala reicht von 0 bis 10.

Stresswert 0: Völlig ausgeglichen und ruhig, Thema berührt mich nicht mehr.

Stresswert 10: Fast nicht mehr zu ertragen, beeinträchtigt das Leben stark, übermächtiges Gefühl.

Die Wahrnehmung nutzen

Wenn sich körperliche, emotionale oder physiologische Veränderungen zeigen, kann man diese als Indikator oder Zeichen werten: Die Anwendung wirkt.

Mit gezielten Fragen kann man die Wahrnehmung ausweiten, verstärken, verringern und damit Begrenzungen auflösen.

Dabei bleiben die Hände auf Zone 3, und ein sanftes Klopfen auf die Fontanelle kann die Aufmerksamkeit halten. Es können körperliche Wahrnehmungen oder Vorstellungen sein, wie etwa Wärme, ein Strömen oder ein Prickeln im Körper, eine Helligkeit oder Farben, ein Sichausdehnen, Weiterwerden, Größerwerden, ein Sichentfernen aus dem begrenzenden Körper, Stille, Frieden, Liebe.

Beispiele für Fragen:

- »Wie weit kann sich dieser Zustand ausdehnen?«
- »Wie viel größer kann es noch werden?«
- »Wie viel weiter kann es werden?«
- »Können Sie die Grenze dieses Zustands finden?«
- »Findet sich eine Grenze?«
- »Hat das irgendwo ein Ende?«
- »Können Sie sich erlauben, diesen Zustand auszuweiten?«
- »Wo befinden Sie sich jetzt?«
- »Wenn da jetzt das Empfinden von Liebe ist, schließt das nur Sie oder andere Menschen mit ein? Wen noch? Sonst noch jemand?«

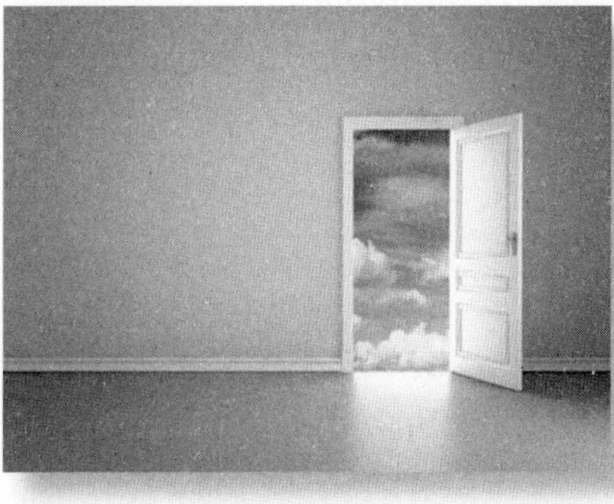

Kommt der Klient an eine Grenze, kann diese überschritten werden, indem man ihn auffordert, nach der äußersten Grenze dieser Befindlichkeit oder Wahrnehmung zu suchen.

Die Aufforderung, man solle nun die äußerste Grenze dieser Wahrnehmung (beispielsweise Ausdehnung oder Leere) finden, schickt den Verstand auf die Suche. Da er sie nicht findet, da es keine gibt, sucht er weiter und damit bleibt er bei der Wahrnehmung und wird den Zustand sehr wahrscheinlich ausweiten beziehungsweise vertiefen.

Schon bei dieser Sequenz kann man sich völlig vom Alltagserleben lösen und eine andere Dimension des Daseins erleben.

Manchmal kann nichts mehr gesagt werden. Da der Klient oder Anwender in urteilsfreiem Gewahrsein ist, kann auch nichts in Worte gefasst werden. Der Versuch, eine Beschreibung zu formulieren, ist anstrengend. Wie ein Klient einmal später äußerte: »Ich versuchte zu denken, aber es gelang mir nicht.« Also lässt man den Klienten, der Anwender bleibt in der Stille.

Für einige Anwender oder Klienten sind das nur 10 bis 20 Minuten, die für das neurologische, psychosomatische, emotionale und energetische System tief gehende Wirkungen haben können, Wirkungen, die sich manchmal erst später bemerkbar machen.

So berichtete eine Klientin, dass bei ihr seitdem »irgendetwas *nicht* mehr da ist, so eine subtile, andauernde Unruhe«.

Eine andere Person schreibt nach der Sitzung, sie habe danach 14 Stunden geschlafen, was für sie als »Nervenbündel« wie ein Wunder sei.

*****

Und jetzt lernen Sie die Wirkungen auf die DNA kennen, wie man sie aus der Epigenetik kennt.

Epigenetik: DNA-Streckübungen

Die Epigenetik ist ein Spezialgebiet der Biologie. Sie beschäftigt sich mit den Einflüssen der Umwelt auf die DNA, wobei hier unter Umwelt das Denken und die Gefühle des Menschen verstanden werden.

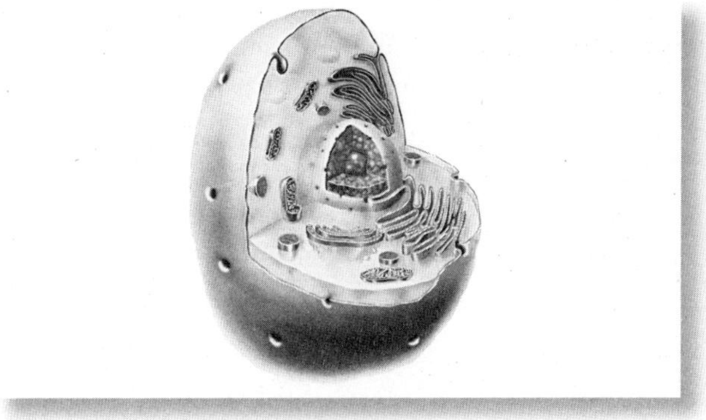

Innerhalb jeder Zelle gibt es einen Zellkern, in dem die Chromosomen sind. In den Chromosomen ist die DNA, und in der DNA sind die Gene – der genetische Code. Es gibt den bekannten DNA-Doppelstrang, der in vielen Proteinen verpackt ist. Dieser Komplex aus DNA und Proteinen wird als Chromatin bezeichnet. Die Proteine reagieren auf Signale aus der Umwelt, beeinflussen die Prozesse in der Zelle und deren weiteren Auswirkungen auf beispielsweise den Körper.

In jeder Sekunde finden 7 Trillionen Prozesse in den Zellen statt, die erstaunlich problemlos ablaufen, ohne dass wir etwas davon bemerken.

Die Gene – so lautete die Erklärung bisher – sind unveränderlich. Stimmt nicht. Die Gene sind ein Potenzial, eine Möglichkeit – ein Blueprint, eine Originalzeichnung, für den Aufbau und die Funktion des Menschen.

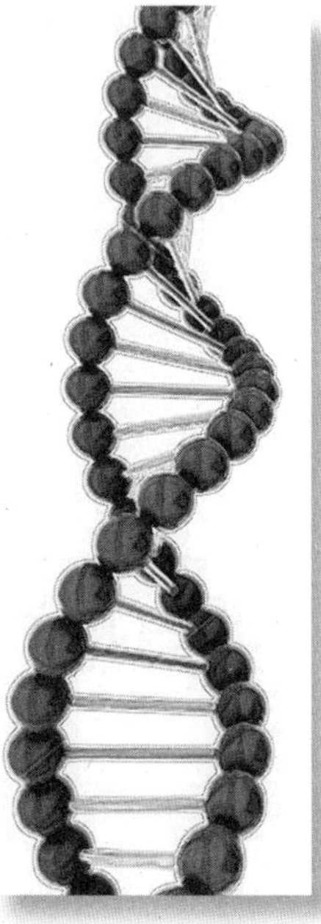

Die DNA besteht aus Strings für bestimmte Prozesse. Die Gene reagieren stark auf Umwelteinflüsse oder -faktoren mit Signalen beziehungsweise Informationen. Das machen alle Lebewesen – sie versuchen, sich der Umwelt anzupassen.

Das Gen nimmt über den Zellkern (das ist das Gehirn der Zelle) Informationen der Umwelt auf und ist veränderbar – Strings werden aktiviert oder abgeschaltet.

Unsere Gedanken und Emotionen rasen als Informationen als elektrische Impulse durch den gesamten Körper in jede Zelle.

Durch Beobachtungen hat man festgestellt, dass unsere Gedanken und Gefühle die Gene beeinflussen können!

Wenn wir unter dem Einfluss von Wut, Zorn, Ärger, Verzweiflung etc. stehen, ist die Arbeit der Zellen oder Strings blockiert, da die Energie für diese Emotionen verbraucht wird. Wenn wir positive Gefühle erleben und lebensbejahend denken, wird die Arbeit nicht beeinträchtigt und werden Strings freigegeben. Das heißt dann Genexprimentierung.

Und hier betreten wir die Welt der Überzeugungen und Glaubenssätze. Wenn geglaubt wird, dass das Leben gefährlich ist, zieht sich die DNA zusammen in Erwartung einer Bedrohung. Dauerhaft, immer.

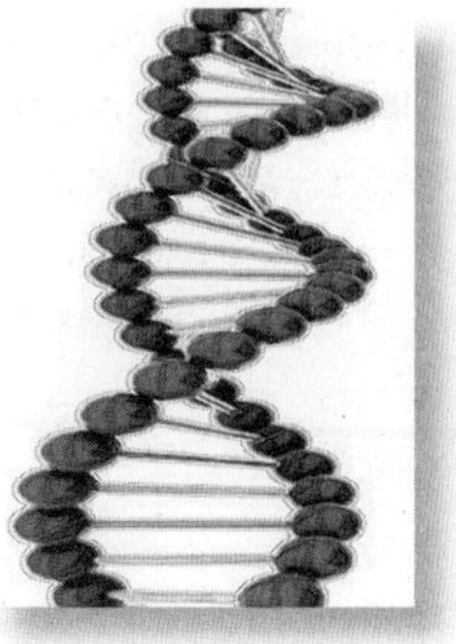

Bindegewebe und Zellskelett wirken wie ein elektrischer Leiter, der seine Informationen bis in die DNA schickt, und zwar ohne jegliche Verzögerung und ständig. Jeder Gedanke, den wir denken, unsere Absichten, unsere Intentionen, unsere Überzeugungen, alle erlebten Emotionen werden über weit verzweigte und verbundene Energieleitungen durch den Körper geschickt – ein ständiger Widerhall der Gedanken.

Auch Lernerfahrungen und andere Bewusstseinszustände hoher Aufmerksamkeit leiten die Genexprimentierung ein, die eine Bildung neuer Neuronen und dann Synapsen zur Folge hat. Neuronen sind so verschaltet, dass sie auf neuartige Ereignisse reagieren und nicht auf Monotonie!

In einem Experiment entdeckte Eric Kandel (Nobelpreis für Medizin 2000), dass sich die Zahl der Synapsen durch die Stimulation der sensorischen Neuronen verdoppelt hatte – wenn sich neue Erinnerungen bildeten.

Allerdings bleibt die Zahl der neuen Neuronen nur dann gleich hoch oder konstant, wenn das Neue benutzt oder wiederholt wird. Andernfalls bauen sich die Neuronen innerhalb eines Monats wieder ab.

Neue Erfahrungen sorgen nicht nur für neues Gehirngewebe, sondern auch für emotionales Wohlbefinden. Aus Untersuchungen ist bekannt, dass ein Zusammenhang zwischen klinischer, schwerer Depression und mangelndem Zellwachstum im Gehirn besteht.

Als Folge davon schrumpft der Hippocampus im Gehirn Depressiver bis zu 15 Prozent, wenn Stress und soziale Traumen zu Umweltsignalen führen (Umwelt bedeutet hier Denken, Empfinden), die die Genexprimentierung erfahrungsabhängiger Gene hemmen.

1. Experiment – DNA reagiert auf Gefühle des Spenders

Das folgende Experiment wurde in den USA durchgeführt:

Leukozyten (weiße Blutkörperchen) wurden von Spendern für DNA-Untersuchungen gesammelt und in Behälter eingelegt, sodass man die elektrischen Veränderungen messen konnte.

Daraufhin wurde der Spender in einen Raum gebracht und eine Probe seiner DNA in einen anderen Raum im selben Gebäude. Der Spender wurde emotionalen Stimuli ausgesetzt (Videoclips), die in ihm verschiedene Emotionen hervorriefen.

Sowohl der Spender als auch seine DNA wurden beobachtet. Wenn der Spender emotionale Höhen und Tiefen zeigte (elektromagnetische Reaktionen), führte dies bei seiner DNA zu identischen Reaktionen und das zeitgleich. Es gab keine zeitliche Verzögerung, keine Transmissionszeit, und die DNA-Höhen und -Tiefen entsprachen exakt den emotionalen Höhen und Tiefen des Spenders.

Die Forscher wollten dann herausfinden, wie weit man den Spender von seiner DNA räumlich trennen kann, um immer noch dieselben Ergebnisse zu erhalten. Sie hörten mit den Experimenten auf, als sie den Spender und seine DNA 80 km voneinander getrennt hatten und immer noch dieselben Ergebnisse erhielten, ohne dass es zu einer Verzögerung gekommen war.

Die DNA und der Spender hatten die identischen Reaktionen zur selben Zeit. Was kann das heißen? Das heißt, dass lebendige Zellen durch eine zuvor nie gekannte Form von Energie miteinander kommunizieren. Diese Energie wird durch Entfernung und Zeit nicht beeinträchtigt. Es ist eine nicht räumliche Form von Energie, eine Energie, die schon überall und zu jeder Zeit existiert hat.

Bezogen auf die Fernarbeit mit Menschen – so etwa mit NEURO-TUNING oder anderen energetischen Methoden –, heißt das, dass eine Probe des Klienten hilfreich ist, um dessen DNA zu beeinflussen.

2. Experiment – neutrale DNA reagiert auf Gefühle anwesender Menschen

Das zweite Experiment wurde durch das Institute of Heart Math durchgeführt:

In diesem Experiment wurden einige menschliche Plazenta-DNAs (die reinste Form von DNA) in Glasbehälter gegeben, in denen man die Veränderungen der DNA beobachten konnte. 28 Teilnehmer erhielten jeweils einen Glasbehälter. Alle Teilnehmer waren darin trainiert, Gefühle zu erzeugen. Und sie hatten alle starke Gefühle.

Was herausgefunden wurde: Die DNA veränderte ihre Form entsprechend den Gefühlen des jeweiligen Teilnehmers.

1. Wenn der Teilnehmer Dankbarkeit, Liebe und Anerkennung empfand, beantwortete das die DNA mit Ausdehnung. Die DNA streckte sich. DNA–Strings wurden länger.

2. Wenn der Teilnehmer Ärger, Angst, Frust oder Stress fühlte, dann reagierte die DNA mit Zusammenziehung. Sie wurde kürzer und schaltete viele ihrer Codes ab!

Wenn man je erlebt hat, wie negative Gefühle einen »abschalten« können, dann wird jetzt auch klar, warum auch der Körper sich »ausschalten« kann.

Die Codes wurden wieder eingeschaltet, wenn der Teilnehmer erneut Gefühle von Liebe, Freude, Dankbarkeit und Anerkennung empfand.

3. Experiment – 300 000 Mal mehr Widerstandskräfte

Dieser Versuch wurde anschließend mit HIV-Patienten fortgesetzt. Dabei stellte sich heraus, dass Gefühle von Liebe, Dankbarkeit und Anerkennung 300 000 Mal mehr Widerstandskräfte entfalteten, als wenn diese Gefühle fehlten.

Das ist vielleicht die Antwort darauf, was helfen könnte, gesund zu bleiben, egal welche schlimmen Viren oder Bakterien herumschwirren.

Diese emotionalen Veränderungen gingen weit über die Effekte von Elektromagneten hinaus. Menschen, die in tiefer Liebe geübt sind, die Dankbarkeit empfinden, die Anerkennung erfahren, können die Wirkung ihrer DNA verändern.

Das veranschaulicht eine neue Form von Energie, die die Schöpfung verbindet. Diese Energie scheint ein dichtes Netz zu sein, das alle Materie verknüpft. Im Wesentlichen sind wir fähig, durch unsere Schwingung dieses Netz der Schöpfung zu beeinflussen.

Man kann sich oder dem Klienten mit NEURO-TUNING durch Visualisieren oder Suggestionen ermöglichen, Freude, Liebe, Dankbarkeit und Anerkennung zu erleben. Dieses Kopfkino kann durch wiederholte Anwendung auf lange Sicht Netzwerke aushungern, die ein negatives Denkmuster oder sich wiederholende negative Stimmungen erzeugen.

*****

Wichtiger Hinweis

NEURO-TUNING ist keine Therapie und ersetzt weder einen Arztbesuch noch eine fachärztliche Untersuchung beziehungsweise Diagnose bei körperlichen oder mentalen Beschwerden, insbesondere bei chronischen Erscheinungen. Wer NEURO-TUNING bei sich selbst oder anderen Menschen durchführt, muss die Verantwortung dafür übernehmen.

Teil 4

Themen

Visualisieren – Imaginieren

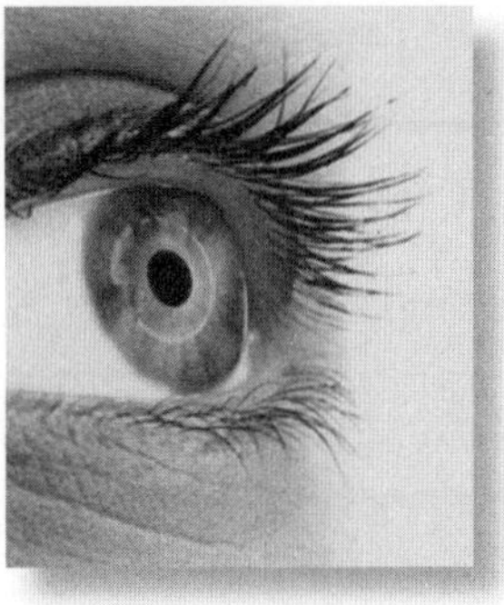

Visualisieren oder Imaginieren sind zwei Begriffe, die das Gleiche bedeuten: sich etwas vorstellen, einbilden, fantasieren, etwas bezeichnen, darstellen, symbolisieren, ausmalen, durchspielen. Also etwas, was das Gehirn ganz selbstverständlich macht. Interessant ist, dass das Gehirn meistens einen optimalen Zustand erzeugt: Denken wir an einen Apfel, dann entsteht das Bild eines reifen Apfels – mal sattes Grün, mal knalliges Rot.

Beim Visualisieren, was manchmal als Tagträumen so nebenbei geschieht, oder beim bewussten Vorstellen von etwas Gewünschtem oder Unerwünschtem, kann man das Unterbewusstsein dazu bringen, dazu beizutragen, das Erwünschte entstehen zu lassen.

Und diese Tatsache können Sie beim NEURO-TUNING sehr wirkungsvoll nutzen.

Viele Menschen machen es auch genau umgekehrt – sie malen sich aus, was alles schiefgehen könnte, und programmieren durch häufige oder ständige Wiederholung das Unterbewusstsein, genau diese Situation eintreten zu lassen. Das nennt man dann selbsterfüllende Prophezeiung.

Wir beschäftigen uns hier mit der *positiven* selbsterfüllenden Prophezeiung, nämlich dahin zu kommen oder das zu erleben, was für das Leben förderlich und erfreulich ist oder es gesunden lässt.

Das Unterbewusste reagiert am besten auf lebendige Bilder oder Kurzfilme. Je intensiver oder facettenreicher diese sind, also mit Farben, Geräuschen, Körperwahrnehmungen, Gerüchen, umso besser. Eine wichtige Voraussetzung hierfür ist tiefe Entspannung, und die erreicht man durch das NEURO-TUNING in kurzer Zeit.

Zum geleiteten Visualisieren oder Imaginieren braucht es eine führende beziehungsweise leitende Person (Coach, Berater, Therapeut). Ist die Methode mehrfach erfolgreich angewendet worden (sie kann bereits in einer Sitzung wiederholt werden), kann und sollte der Klient die Visualisierung über einen längeren Zeitraum selbst wiederholen. Das ist besonders wichtig, um stark belastende Erinnerungen, unbewusste Konflikte, Traumatisierungen, unbewusste Ängste, Schuld, Tabuisiertes, emotionale oder körperliche Verletzungen und tief eingeprägte Verhaltens- oder Denkweisen abzubauen.

Verdrängtes oder Verschüttetes kann aufgedeckt und aufgelöst werden – was für den Visualisierenden meistens überraschend und erstaunlich ist.

Derart kann man auch vorgehen, wenn man körperliche Schwächen, Beschwerden oder Blockierungen verändern möchte. Leistungssportler nutzen schon lange diese Technik und visualisieren im Rahmen ihres Trainings beispielsweise die Koordination ihrer Bewegungen oder die Rennstrecke.

Bei einem schwachen Selbstwert oder negativer Selbsteinschätzung der Selbstwirksamkeit kann die Methode ebenso effizient eingesetzt werden, um Ressourcen aufzudecken und freizusetzen. So kann man alles bisher Geleistete und Vollbrachte beim Klienten abrufen und damit die negative Selbsteinschätzung und mögliche Opferrolle umformen.

Das mindeste und nicht geringe Resultat des harmonisierenden oder von Konflikten distanzierenden Visualisierens ist, Spannungen abzubauen, Emotionen zu glätten, mehr Selbstachtung, inneren Frieden zu erfahren – Letzteres ist das, was der Mensch erleben möchte.

Wenn man beim NEURO-TUNING nach der Basissequenz in den entspannten Thetazustand gelangt ist, kann man durch das wiederholte Visualisieren oder durch fördernde Suggestionen das Unterbewusstsein nutzen, sich von ihm unterstützen lassen.

Und damit hat man einen machtvollen Helfer. Durch das Visualisieren entstehen neue neuronale Netzwerke. Sie funktionieren so, dass das Visualisierte quasi als schon einmal erlebt festgehalten beziehungsweise auf der Hirn-Festplatte gespeichert wird.

Die interessante Tatsache, dass das Unterbewusstsein nicht zwischen Vorstellung und Wirklichkeit unterscheiden kann, eröffnet wunderbare Möglichkeiten, der Fantasie freien Lauf zu lassen. Das Unterbewusstsein deutet die Bilder oder Kurzfilme, die durch den Coach oder Anwender geleitet oder ausgemalt werden, als erlebt und wirklich. Jegliche rationalen Bedenken, Einsprüche oder Moral sind ausgeschaltet. Und dann leitet das Unterbewusstsein die Handlungen genau dahin, wo das Visualisierte erlebt werden kann.

Es ist auch möglich, durch das wiederholte Umschreiben oder Redigieren des Drehbuches eines vergangenen unangenehmen, schmerzhaften oder verletzenden Ereignisses sich von den belastenden Emotionen, die noch in der Gegenwart als Blockaden wirken, zu befreien. Hier gilt das Gleiche wie zuvor: Durch das Visualisieren entstehen neue neuronale Netzwerke.

Das Drehbuch der Vergangenheit kann damit umgeschrieben werden, das Verhalten in der Zukunft anders sein.

Neurobiologen kennen den Effekt der Neuroplastizität: Ein Gehirn verändert sich durch die Intensität und Weise des Benutzens und kann neu vernetzt werden. Interessant ist für das Visualisieren, dass die neuronalen Korrelate beziehungsweise Verbände genauso intensiv auf vorgestellte wie tatsächlich erlebte Ereignisse reagieren.

Wird ein Wohlfühlort oder eine Wohlfühlsituation oder eine erotische Situation intensiv imaginiert, werden genau die Gefühle und körperlichen Veränderungen entstehen, als würde man es tatsächlich erleben – die für Wohlgefühl, Sicherheit, Geborgenheit oder sexuelle Affekte zuständigen Hirnregionen werden aktiv.

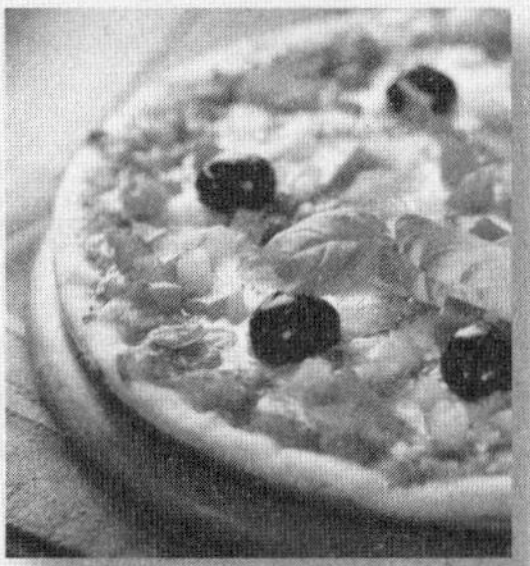

An einem anderen Beispiel zeigt sich das gut: Denkt man an eine Pizza, verändert sich dadurch die Zusammensetzung des Speichels und der Magensäfte, um die Nahrungsaufnahme und die Verdauung vorzubereiten. Gehen wir an der Pizzeria vorbei, bleibt ein leichtes Hungergefühl zurück.

Genauso kann versucht werden, das Drehbuch des Lebens für die Zukunft zu gestalten. Sofern wir das überhaupt wollen, denn jegliches Wünschen ist ja schon wieder ein Widerstand gegen das sich entfaltende Sein, also ein eingreifender Akt. Man lebt ja nicht, um irgendwo anzukommen, sondern um zu leben.

Durch das spielerische Visualisieren eines Wunschbildes oder einer Wunschhandlung, eines passenden Arbeitsplatzes, eines Wohnortes, einer Wohnung, eines Partners, das mit starken angenehmen Gefühle begleitet wird, stellen wir ein Bild, eine Duftmarke, eine Erkennungsmelodie ins Unbewusste und überlassen es ihm, uns zum Visualisierten zu leiten.

Das hat nichts mit positivem Denken zu tun, denn das kann die unbewussten Glaubenssätze nicht außer Kraft setzen. Diese erlauben uns ein bestimmtes Erleben nicht, weil damit einmal unangenehme oder schmerzhafte Erfahrungen gemacht wurden.

Da diese unbewussten Blockaden im Thetazustand nicht wirksam sind, kann munter visualisiert und assoziiert werden. Übertreibungen sind willkommen. Damit haben wir ein Ziel vorgegeben, das uns den Weg dorthin zeigt.

Wenn man die Geschichten erfolgreicher Menschen oder über ungewöhnliche Heilungen liest, dann erkennt man, dass diese sich bewusst und absichtlich ihr Ziel vorstellten oder es ganz natürlich und selbstverständlich machten – es ist ihre »Natur«.

Warum das so einfach klingt und dennoch normalerweise selten funktioniert: Es wurde vergessen, bei der Visualisierung die erfreulichen Gefühle beim Verlassen eines negativen Erlebens oder dem Erreichen eines positiven Erlebens einzuschließen. Sie müssen mit der Geschichte verbunden sein beziehungsweise erlebt werden. Je stärker und reizvoller die Gefühle sind, desto eher wird das Unterbewusstsein kooperieren.

Und es muss geglaubt werden. Wenn nicht, dann hilft das Visualisieren nicht. Doch durch das NEURO-TUNING haben wir die Einsprüche und Widerstände des inneren Zweiflers und Kritikers im Thetazustand ausgeschaltet!

Ein weiteres wichtiges Moment ist, dass die Aufmerksamkeit beim Thema, beim Aufspüren einer Ursache oder einer Lösung gehalten wird. Normalerweise schenken wir einem Sinnesreiz oder einem Gedanken (außer bei Zwangsgedanken oder schizophrenen Illusionen oder Wahnvorstellungen) selten mehr als 3 bis 4 Sekunden Aufmerksamkeit. Dann wechselt die Aufmerksamkeit zu einem anderen Reiz oder Gedanken.

So ist es nicht verwunderlich, dass es nur unter Anstrengung gelingt und dann oft noch unvollständig oder fehlerhaft, wichtige Entscheidungen zu treffen oder eine Lösung zu entwickeln.

Der Vorteil des NEURO-TUNINGS liegt hier auf der Hand: Der Klient oder Anwender »hält« durch das Halten der Zone oder eines Punktes, wobei der Fontanellenpunkt wie ein »Halten«-Schalter wirkt, die Aufmerksamkeit auf das, was jetzt und hier ist.

Gelegentlich können dann Gammawellen auftauchen, die alle Hirnbereiche koordinieren und überraschende Erkenntnisse oder Lösungen offenbaren.

Schon das Vorstellen eines lustvollen oder freudigen Zustands lässt das Belohnungssystem Dopamin ausschütten, und wird die Sequenz mehrfach durchgespielt, haben wir das Belohnungssystem auch noch auf unserer Seite.

Generelles Visualisieren

Für das Visualisieren, ob allein oder bei anderen, ist es wichtig, dass die Sequenz mehrfach wiederholt wird, und dass dabei positive Gefühle entstehen, beziehungsweise ein lohnenswerter Zustand vorgestellt und das Ganze über einen längeren Zeitraum wiederholt wird.

Im Kontext eines Coachings führe ich den Klienten mindestens einmal durch den Prozess des Visualisierens und empfehle, diese Sequenz selbst zu wiederholen. Hier gilt der Goethe-Spruch »Es ist nicht genug, zu wollen, man muss es auch tun«.

Beim Visualisieren des Klienten lasse ich nach der Basissequenz beide Hände auf Zone 3 liegen und tippe sehr sanft mit einem Finger auf den Bereich der Fontanelle oder lasse einen Finger auf der Fontanelle liegen.

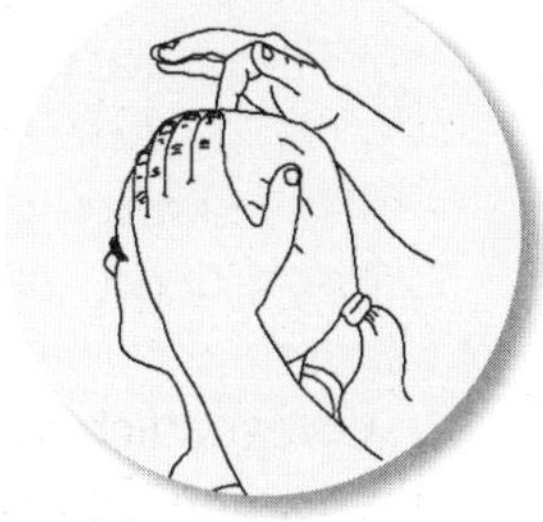

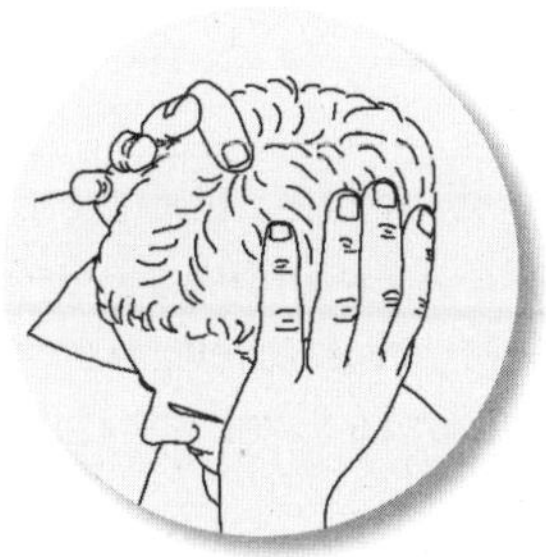

Wie Sie das bei sich machen, zeigt dieses Bild.

Eine Variante ist, mit einer Hand Zone 1 und mit einem Finger die Fontanelle mit sanftem Druck zu halten. Für welche Variante ich mich entscheide, bestimmt die Intuition.

Beispiel Konfliktlösung

Um den Klienten aus dem Thema seines Konflikts, seiner Begrenzung oder seines Leidens zu bringen, kann man hypothetische Fragen stellen. Mit der *Angenommen-* oder *Nehmen-wirmal an*-Frage kann der Klient alle möglichen Szenarien durchspielen und springt damit (ungewollt) in eine Lösung.

Die Abfolge wird hier ganz anders: Da ist ein Problem, da ist eine Lösung, und danach fragt man sich, wie man dahin kommt. Eine Lösung ist also gefunden. Der Klient wird angewiesen, sich schon einmal in die Situation zu versetzen, als ob das Ziel oder der Erfolg schon erreicht wäre.

Danach wird gefragt, welches Verhalten er dann wahrnehmen oder wie er sich verhalten würde. Und welche Reaktionen von wem zu erwarten wären. Und welche weiteren Verhaltensweisen oder Empfindungen dies bei ihm auslösen würde.

Beispiele für Formulierungen:

- »Angenommen, es käme jetzt ein guter Bekannter herein, der diese Situation schon hinter sich hat, was würde er zu dieser Sache sagen?«
- »Angenommen, Sie kämen mit Ihrer Frau zu einer gütlichen Einigung, worauf genau hätten Sie sich geeinigt?«

- »Angenommen, Sie hätten alle Möglichkeiten, die es gibt, für welche würden Sie sich zuerst entscheiden?«
- »Angenommen, die Sache löst sich zu Ihrer Überraschung heute schon auf, was würden Sie zuerst tun?«
- »Nehmen wir an, in einem Jahr schauen Sie auf die Situation von heute zurück, die sich zufriedenstellend aufgelöst oder gelöst hat, was wäre das Wichtige, was Sie darüber berichten könnten?«

Dabei sollten die Beschreibungen so weit wie möglich ausgemalt werden. Je bunter und lebendiger die Darstellung und je positiver die Gefühle, die sich dabei einstellen, desto eher wird die Lösung vom Unbewussten aufgenommen.

Tresor-Visualisierung

Basissequenz

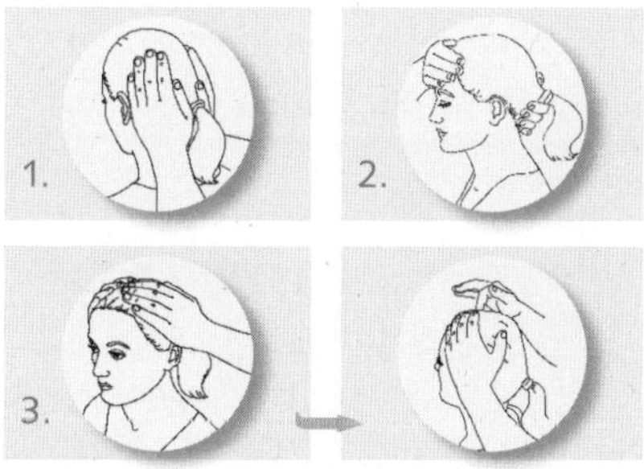

Zone 3 beidseitig halten

Visualisieren

Die *Tresor-Visualisierung* hat sich besonders gut bewährt, um schmerzende, belastende Erinnerungen, die aufwühlende Gefühle und Gedanken auslösen, sicher aufzubewahren.

- Der Tresor muss möglichst mit allen Sinnesreizen erfahren und detailliert beschrieben werden: Wie groß, aus welchem Material, welche Farbe, wo steht er, wie duftet er, welches Geräusch gibt es beim Öffnen und Schließen, wo ist der Schlüssel, wie lautet der Code?
- Und nun hinein damit, vielleicht noch verpacken und abschließen. Das Körpergefühl abfragen.
- Umdrehen und weggehen.

Die Tresor-Sequenz stammt aus der Traumatherapie und wird dort erfolgreich angewendet.

Ort der inneren Ruhe und Sicherheit

Basissequenz

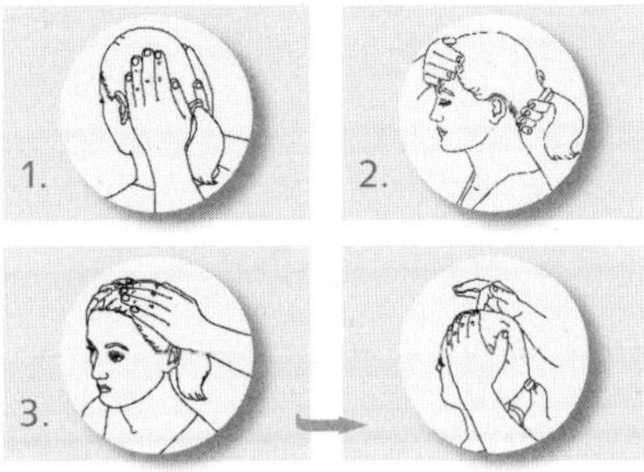

Zone 3 beidseitig halten

Visualisieren

Der Ort der inneren Ruhe und Sicherheit ist eine weitere Möglichkeit, die in der Traumatherapie eingesetzt wird. Doch man muss nicht traumatisiert sein, um diese Sequenz anzuwenden. Aufgewühlte, stressende Zustände sind mit dieser Sequenz gut zu handhaben.

- Der Ort ist detailliert zu beschreiben, möglicherweise muss auch die Reise dahin beschrieben werden. Jegliche körperlichen Sensationen wie Kribbeln der Haut, langsamere Atmung, Entspannen von Muskeln sollten beachtet werden.
- Um an den Ort zurückzukehren, kann ein Anker gesetzt werden, damit sich der Klient an den Zustand bewusst erinnern beziehungsweise an den Ort zurückkehren kann. Das können eine Geste, eine Körperhaltung, ein Laut vonseiten des Klienten während der Sequenz sein.

Erinnerungen entlasten

Basissequenz

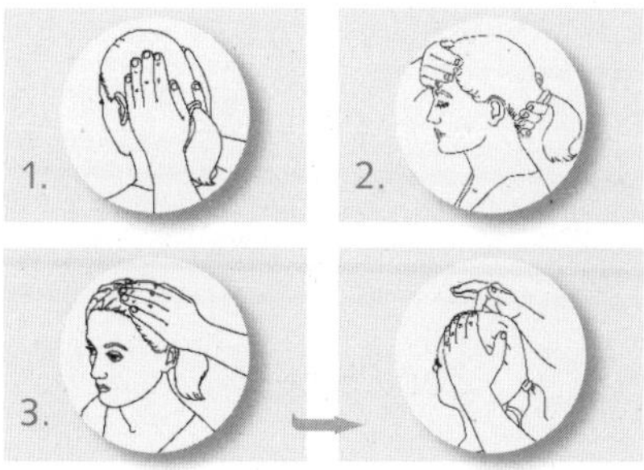

Zone 3 beidseitig halten

- Belastende Erinnerungen sollten bei dieser Sequenz nicht direkt berichtet beziehungsweise erinnert werden, vielmehr wird erst mal nur vermutet, wie intensiv es sich anfühlen würde, wenn man sich erinnert. Man kann es auch als einen Film darstellen, der einen Titel hat und nun Szene für Szene betrachtet wird. Dafür braucht es vorher eine Evaluierung.
- Jetzt einen ersten kurzen Teil der Erinnerung abrufen.
- Den Stresswert wieder abfragen.
- Wenn der Stresswert noch hoch ist, die Basissequenz wiederholen.
- Den Stresswert wieder abfragen.
- Sobald der Stresswert geringer, wenigstens 2 bis 3 ist, den nächsten Teil der Erinnerung abrufen.
- Den Stresswert abfragen und eventuell wieder die Basissequenz – bis der Film vollständig abgespielt wurde.

Ein neues Denken und Verhalten

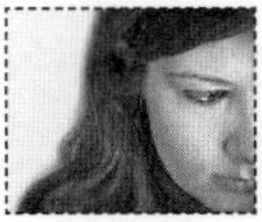

Warum muss ich mich so anstrengen, fragt sich Amélie immer öfters. Fachlich bin ich ja kompetent, ich habe alles, was ich für meinen Job brauche. Doch da gibt es Kolleginnen, die scheinen, nein, sie sind wirklich so viel entspannter und das den ganzen Tag. Gerade geht mal wieder Christina vorbei, gut gelaunt, schenkt mir ein herzliches Lächeln. Und die hat doch noch viel mehr Verantwortung als ich. Merkwürdig, diese Leichtigkeit und Lockerheit bei Christina.

Um ein neues Verhalten oder Denken zu lernen, kann man sich der Tagträume von Kindern bedienen, die sich vorstellen, eine andere Person zu sein. Interessant ist, dass, wenn sie sich Erwachsene im Beruf vorstellen, ihre Mienen ernst werden und sie versuchen, Falten im Gesicht zu bilden.

Doch um Ernsthaftigkeit geht es hier nicht, eher um eine positive Erfahrung, die wir in das eigene Leben integrieren.

- Der Klient benennt eine Situation, in der er einmal anders handeln oder sich anders verhalten möchte.

Basissequenz

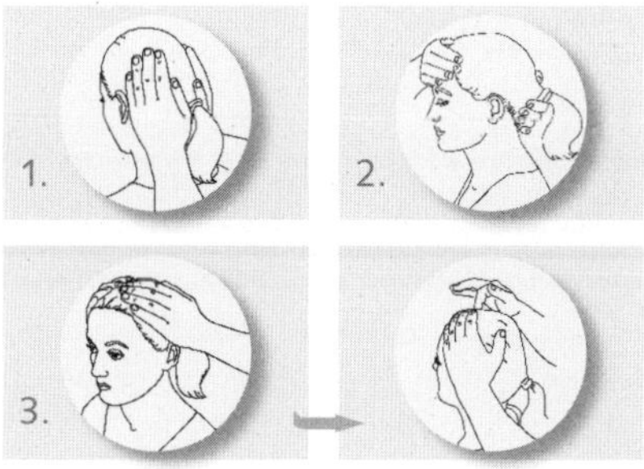

Zone 3 beidseitig halten, auf die Fontanelle
in langen Abständen tippen

- Mit geschlossenen Augen wird die störende, belastende, stressende Situation beschrieben. Es werden alle Sinneswahrnehmungen und begleitenden Gedanken und Gefühle beschrieben. Wo und wann findet sie statt? Wer ist noch dabei? Je mehr Details, desto besser.

Zonen loslassen

- Der Klient öffnet die Augen und atmet einmal kräftig durch.

Zone 3 beidseitig halten, auf die Fontanelle
in langen Abständen tippen

- Der Klient schließt die Augen. Er soll eine Figur finden – sei es in Amélies Beispiel die Kollegin Christina oder eine Film- oder Romanfigur –, die so handelt, wie der Klient es sich für sich wünscht. Er wird sich vorstellen, wie sich die Figur verhält, wie sie agiert, als würde er im Kino einem Film zusehen. Es werden alle Sinneswahrnehmungen und Gefühle und Gedanken der Figur abgefragt, auch die Kleidung, das Parfüm, die Frisur usw.

Zonen loslassen

- Der Klient öffnet wieder die Augen und atmet einige Male tief durch.

Zone 3 beidseitig halten, auf die Fontanelle in langen Abständen tippen

- Der Klient schließt die Augen und spielt als die zuvor beschriebene Figur in seiner Situation, die er anfangs geschildert hat. Wie sich beispielsweise Christina an Amélies Arbeitsplatz verhält, wie sie geht, wie sie spricht und wie sie ihre Arbeit macht. Es werden alle Sinneswahrnehmungen und begleitenden Gedanken und Gefühle beschrieben, auch die Kleidung, das Parfüm, die Frisur usw.

Zonen loslassen

- Der Klient öffnet wieder die Augen und atmet einige Male tief durch.

Zone 3 beidseitig halten, auf die Fontanelle in langen Abständen tippen

- Der Klient schließt die Augen und visualisiert jetzt, wie er in zukünftigen Situationen wie die gefundene Figur handelt. Es werden alle Sinneswahrnehmungen und begleitenden Gedanken und Gefühle beschrieben, auch die Kleidung, das Parfüm, die Frisur usw. Auch die Stimmlage und die Reaktionen der Mitmenschen können darin einfließen.

Zonen loslassen

- Der Klient öffnet wieder die Augen und atmet einige Male tief durch.

- Die Befindlichkeit des Klienten wird abgefragt, und es wird erörtert, was an der Situation noch geändert werden könnte. Was fehlt noch, was ist zu viel?

Wenn der letzte Teil der Anwendung mehrfach durchgespielt wird, kann noch ein Feintuning erfolgen.

Und mit jeder Wiederholung kommt es zu einer plastischen Abbildung der Handlungen im Gehirn und somit zu einer Betriebsanleitung für zukünftiges Handeln.

Schmerz auflösen

Ein Beispiel für hilfreiches Visualisieren ist das Auflösen von Schmerz. Ein Klient mit monatelangem Nackenschmerz möchte das NEURO-TUNING versuchen.

Nach der Basissequenz mit beiden Händen Zone 3 beidseitig halten, mit einem oder zwei Fingern sanft auf die Fontanelle tippen oder sie nur halten.

- Nun wird der Schmerz verdinglicht, das heißt, es wird daraus ein Objekt gemacht. Die erste Folge ist, dass die Aufmerksamkeit auf das Objekt gelenkt wird und nicht völlig auf den Schmerz gerichtet ist. Nun wird das Objekt beschrieben: seine Form, seine Größe, seine Struktur, seine Farbe. Oder hat es einen Klang?

Als Nächstes wird so etwa alle drei Sekunden sanft auf die Fontanelle getippt.

- Jetzt kann nachgefragt werden, ob sich das Objekt verändern lässt – ob es kleiner werden kann, ob sich die Farbe verändert (je schwächer die Farbe, desto geringer ist der Schmerz), ob die Struktur anders werden kann usw.

  Manchmal schrumpft das Objekt in beachtlich kurzer Zeit.
- Wenn es nicht mehr wahrzunehmen ist (es ist eine Vorstellung!), kann nach der Intensität des Schmerzes gefragt werden. Oftmals hat diese merklich nachgelassen.

Eine Variante ist, das *Objekt wandern zu lassen*.

- Der Klient wird angeleitet, sich vorzustellen, wie sich das Objekt oder der Schmerz von der schmerzenden Stelle in irgendeine Richtung bewegt. So könnte er sich beispielsweise vom Nacken in den unteren Rücken, die Beine und die Füße bewegen und aus diesen durch eine vorgestellte Öffnung den Körper verlassen. Das heißt, wir bieten dem Schmerz eine Öffnung an, damit er aus dem Körper verschwinden kann.

Diese Variante war in vielen Fällen erfolgreich. Man kann suggestive Fragen stellen wie: »Wann wird der Schmerz den Körper verlassen?« Oder: »Wo wird der Schmerz den Körper verlassen?« Wir bieten dem Schmerz also einen Ausgang aus einem bis dahin geschlossenen System.

- Im Sinne einer Achtsamkeitsübung kann man nach der Basissequenz auf den Atem achten. Das führt dazu, dass das subjektive Leiden – besonders bei chronischen Schmerzen – auf neuronaler Ebene verringert wird. Wendet man es selbst an, braucht es etwas Disziplin und Übung, um beim Atem zu bleiben. Ansonsten wird der Klient wiederholt darauf hingewiesen, auf den Atem zu achten und auch auf andere Sinnesempfindungen, die noch wahrgenommen werden. Nach einer Weile wird nur noch auf den Atem geachtet.

- Der Klient kann ihn nun visualisieren – mit einer Farbe, mit einem Fließen, mit einem Aroma.

Danach kann Zone 1 gehalten werden, während ein Finger auf der Fontanelle ruht.

- Nun darf es still werden. Meistens befindet sich der Klient inzwischen in einem meditativen Zustand. Und in diesem

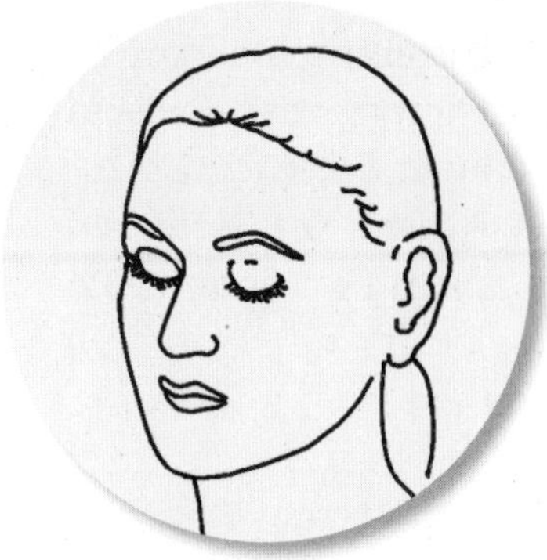

Zustand hat die Bewertung des Schmerzes aufgehört. Es ist, sofern noch wahrnehmbar, nur ein Schmerz. Der Klient kann sich von dem Schmerz distanzieren.

In zahlreichen Studien wurde belegt, dass Patienten lernen können, bewusst und willentlich die Gehirnregion, die den Schmerz erfahrbar macht (Gyrus cinguli), zu hemmen. Stellte sich der Klient den Schmerz beispielsweise als ein pulsierendes rotes Objekt vor, das er verkleinern könnte (»Angenommen, Sie könnten die Flamme kleiner machen …«), und was er dann auch tat, ließ der Schmerz mit jedem Aufzählungspunkt des Verkleinerns nach. Dazu wurde beim Klienten Zone 1 gehalten und der Fontanellenpunkt zuerst wiederholt sanft angetippt und dann mit sanftem Druck gehalten. Als dann das Objekt nicht mehr wahrgenommen wurde, war der Schmerz verschwunden.

Mit dieser Erfahrung kann der Klient oder Anwender das NEURO-TUNING jederzeit selbst wiederholen, und meistens reicht dann allein das Antippen oder Berühren des Fontanellenpunktes. Das ist sozusagen der Anker, mit dem das erfolgreiche und schmerzfreie Erlebnis verbunden ist.

Das *Ausblenden des schmerzhaften Körperbereichs* ist eine eigenständige Variante oder kann gleichzeitig mit der Kleinermachen-Methode angewendet werden.

- Dabei wird die Aufmerksamkeit auf einen schmerzfreien Körperbereich gerichtet, beispielsweise wird der Fuß visualisiert, um dann wieder zum pulsierenden Objekt zurückzukehren und erneut zum Fuß.
- Das wird so lange wiederholt, bis sich das Objekt deutlich verkleinert oder der Schmerz signifikant nachgelassen hat – oder eben nicht mehr da ist.
- »Interessanterweise haben wir ja zu den vom Kopf am weitesten entfernten Füßen ein distanziertes Verhältnis. Sie werden selten gewürdigt oder beachtet. Dass sie trotzdem gesonnen sind, uns jahrzehntelang weiterlaufen zu lassen, ist doch interessant, oder?«

  So kann eine mögliche Intervention lauten, die Aufmerksamkeit umzuleiten, um dann so lange wie möglich beim schmerzfreien Fuß oder den gesunden Füßen zu bleiben.

Da die Inselrinde (auch Insula, Reilsche Insel genannt), die ungefähr die Größe einer Zwei-Euro-Münze hat und auf beiden Seiten der Schläfe lokalisiert ist, für die emotionale Bewertung von Schmerzen zuständig ist, können diese Bereiche nach der Basissequenz mit je einem Finger einer Hand gehalten werden.

In Abständen von 2 bis 3 Sekunden leicht tippen, danach nach einer Minute Zone 3 beidseitig halten, dann wieder zurück zur Insula und sanft tippen. Den Vorgang können Sie mehrfach wiederholen. Währenddessen kann man den Klienten fragen, welche Emotionen noch mit dem Schmerz verbunden werden.

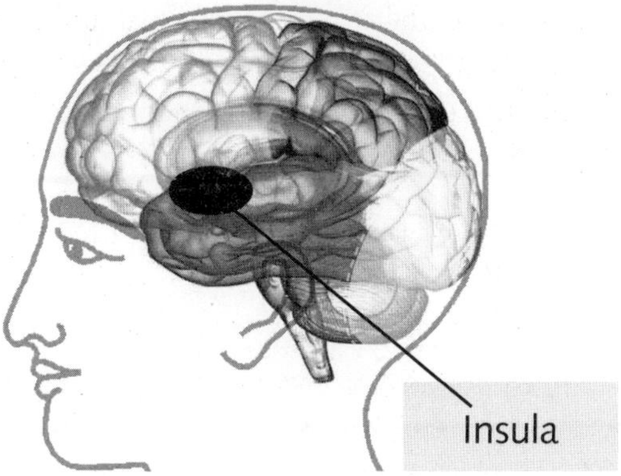

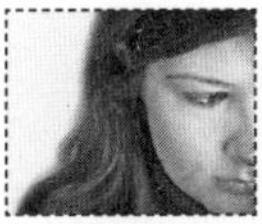

Amélies Freund kommt heute schon am frühen Abend. Er hat an diesem Tag das Büro etwas zeitiger verlassen, denn ihn plagen wieder mal diese lästigen Schmerzen im unteren Rückenbereich. Nach dem Begrüßungsritual und einem Tee legt er sich auf das Sofa, und sie beginnt, seinen Rücken zu massieren und ihm gut zuzusprechen. Das beantwortet er mit Wohlfühllauten. Schließlich bekommt er noch eine warme Decke und liegt entspannt auf dem Rücken, währen sie noch seine Füße massiert. Sie hören Musik, der Rotwein funkelt im Glas. Da meldet sich die Insula im Schläfenlappen: Sex! Nicht drin, meldet das Frontalhirn, die Schmerzen sind noch da.

Der Sekundärgewinn durch Aufmerksamkeit, Trost oder liebevolle Versorgung kann ein harter Brocken sein, der erfolgreiche Schmerzinterventionen oder -behandlungen verhindert. Dadurch können sogar die Schmerzen intensiviert oder chronifiziert werden. Wenn Schmerz mit Zuwendung verknüpft ist und Zuwendung als Mangel erlebt wurde, dann wird das Schmerzzentrum (Cyrus ginguli) stärker feuern.

Aussichtsreicher für das NEURO-TUNING bei Schmerzen ist das gleichzeitige oder vorherige Aufspüren von frühen Erfahrungen von Mangel, Rücksichtslosigkeit, Bedeutungslosigkeit, Missachtung. Und wie löst man diese frühen Erfahrungen auf? Indem man die erinnerbaren Erlebnisse und eine Veränderung des Drehbuches visualisiert.

Und noch etwas: Was Schmerzen noch unangenehmer macht, ist, ihnen Widerstand zu leisten und ihnen noch einen emotionalen Beipack zu geben, indem man sich darüber ärgert, wütend, verzweifelt, traurig wird. Letztere können durch die Achtsamkeitsübungen beim NEURO-TUNING aufgelöst werden (beispielsweise durch spezielle Sequenzen, etwa den »Körperscan«).

- Schmerz an sich ist wertneutral.

- Schmerz mit den damit verbundenen Emotionen wird zu mehr Schmerz und Stress.

- Schmerz plus Widerstand durch verurteilende und/oder negative Gedanken entwickelt sich zu Leiden und zu noch mehr Stress für die Zellen und verändert die Körperchemie.

- Indem wir die Emotionen zurücknehmen und auch die negativen Gedanken, wird sich die Körperchemie verändern und der Schmerz wertfrei!

Körperlichen Schmerz auflösen

Basissequenz zur Zentrierung und Beruhigung

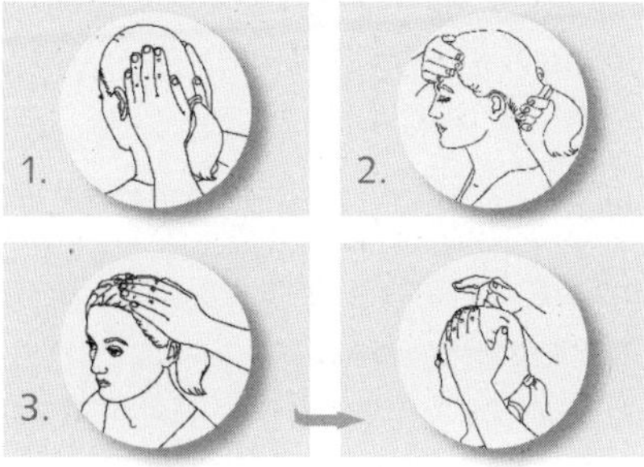

Zone 3 und Fontanelle halten

- Der Klient soll seinen Körper spüren.

  Dies sollte möglichst mit einer geleiteten Wahrnehmungsreise von den Füßen bis zur Fontanelle einhergehen (ein seltener Moment, denn normalerweise haben wir nur bei Schmerzen oder Lust ein Körpergefühl oder nehmen dann den Körper, Körperteile oder Organe direkt wahr).

- Nach Rückmeldung möglicher Empfindungen wie Kribbeln, Vibrieren, Pulsieren, Wärme wird die Aufmerksamkeit des Klienten auf die Stelle gelenkt, an der der Schmerz gefühlt wird.

  - Wo genau ist der Schmerz?
  - Welche Eigenschaft hat der Schmerz? Ist er dumpf, stechend, pochend, reißend, scharf, drückend, ziehend?
  - Welche Form hat der Schmerz?

- Welche Struktur hat der Schmerz?
- Womit kann er verglichen werden?
- Welche Farbe hat der Schmerz?
- Welche Emotionen begleiten den Schmerz? Waren die Emotionen vorher schon da oder sind sie durch den Schmerz entstanden?

Zone 1 und 2 halten, Fontanelle verlassen

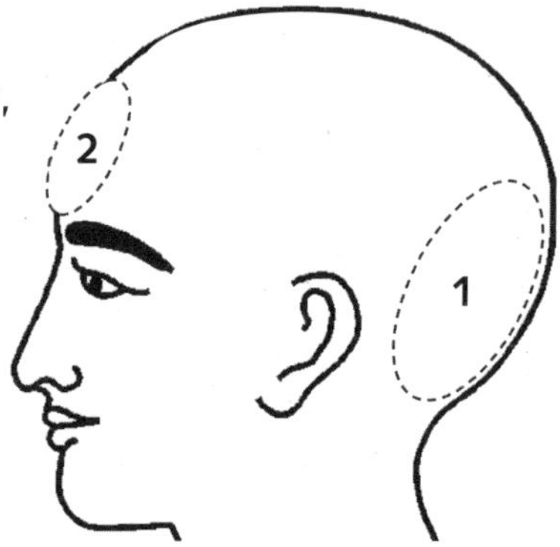

– Zurück zur Wahrnehmung des Schmerzes. Den Schmerz nur beobachten lassen.

Vielleicht wird der Schmerz stärker, vielleicht ist der Klient besorgt. Da könnte der Coach argumentieren: »Das kann sein, weil Sie sich jetzt ohne Abwehr dem Schmerz stellen. Doch ohne die Abwehr kann etwas verändert werden. Sonst geht so viel Energie in die Abwehr.«

– Wenn sich der Schmerz verlagert, weiter beobachten. Nur beim Schmerz bleiben und so lange die Zonen halten, bis sich der Schmerz an einer Stelle stabilisiert oder nachlässt.

Zone 3 und Fontanelle halten

- Noch einmal den ganzen Körper spüren. Vielleicht noch einmal eine Wahrnehmungsreise durchführen.

Nur Fontanelle halten

- Frage: »Wenn der Schmerz jetzt den Körper verlassen will und darf (!), an welcher Stelle wird er den Körper verlassen? Wie schnell wird er Sie verlassen? Wo wird er dann sein, da draußen?«

  Den Schmerz spüren und wahrnehmen, wie er den Weg nach »außen« nimmt.

Sitzung abschließen

Von wegen erst mal darüber schlafen

Eine Nacht darüber schlafen ist ein altes Rezept, wenn es um wichtige Entscheidungen geht, deren Tragweite nicht abschätzbar und man gestresst, unruhig, aufgeregt ist. Dem ist nicht so. Negative Erlebnisse werden nicht verarbeitet, vielmehr können sie sich sogar verfestigen, wenn danach geschlafen wird.

Was vielleicht einmal ein Vorteil war, dass man sich bedrohliche Ereignisse mit möglichen negativen Folgen dadurch besser merkte, um sie zu vermeiden, war in einer bedrohlichen Umwelt unserer frühen Vorfahren überlebenswichtig.

Die Strategie ist heute eher nachteilig. Nun, das Betriebssystem Gehirn braucht lange, lange, bis es sich selbst updatet. Aber weiß man das, bleibt man ganz bewusst die nächste Nacht wach.

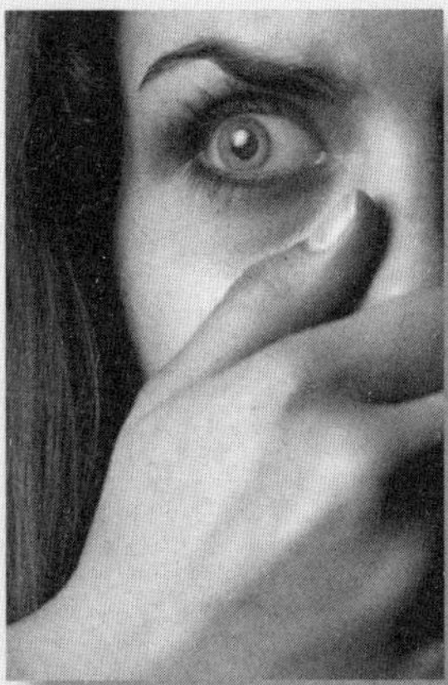

Auch nach einem traumatischen Erlebnis ist der gute Rat, erst mal darüber eine Nacht zu schlafen, nicht angebracht. Es ist besser, eine Nacht wach zu bleiben. Damit kann einer posttraumatischen Belastungsstörung (PTSD) vorgebeugt werden, wie Studien der Ben-Gurion-Universität anhand von Tierversuchen belegen.

Schlafentzug ist auch ein gutes Mittel bei Depressionen. Mal eine Nacht nicht zu schlafen und sich zu beschäftigen wirkt in vielen Fällen stimmungserhellend. Man kann lesen, schreiben, Dinge sortieren, schwarzen Tee trinken … und NEURO-TUNING machen.

Angst und Panik handhaben

In Europa leidet ein Drittel der Bevölkerung mindestens einmal im Leben an einer behandlungsbedürftigen psychischen Erkrankung, und dazu gehören auch Angst- und Panikstörungen. In den USA litten 2012 – und leiden heute wohl mehr – fast 20 Prozent der Patienten, die zu einer allgemeinmedizinischen Untersuchung kamen, an einer Angsterkrankung.

Psychotherapie oder psychologisches Coaching ist neben Medikamenten eine effektive und weit verbreitete Methode zur Behandlung dieser Erkrankungen.

Die Panikstörung ist gekennzeichnet durch:

- plötzlich einsetzende panische Angst, Herzrasen, Schwitzen und
- den Gedanken, sterben zu müssen oder in Ohnmacht zu fallen.

Ursache 1: die Amygdala

Angst- und Panikzustände beruhen darauf, dass insbesondere die Amygdala zu aktiv ist. Das Gehirn hat zwei dieser Organe, eines für die rechte und eines für die linke Gehirnhemisphäre. Jede Amygdala hat die Größe einer Mandel von ungefähr 2 cm Länge und liegt hinter den Schläfen 2,5 cm im Kopfinnern, horizontal im Gehirn. Sie hat einen vorderen Teil (Rich-

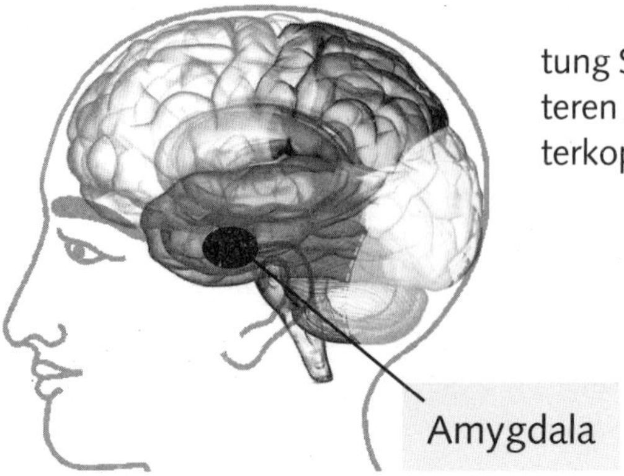

tung Stirn) und einen hinteren Teil (Richtung Hinterkopf).

Die Amygdala (Plural: Amygdalae) gehört entwicklungsgeschichtlich zu den alten Gehirnstrukturen. Wir haben sie von den Tieren übernommen, die keine oder eine geringe höhere Gehirnstruktur (Denkstruktur) hatten. Die Amygdala ist an der Verarbeitung von Gefühlen beteiligt und für das Erlernen und den Ausdruck von Angst sehr bedeutsam. Sie entscheidet binnen Millisekunden über Sympathie oder Antipathie beziehungsweise darüber, ob etwas bedrohlich oder nicht bedrohlich ist. Hier wird entschieden, ob ein Reiz für den Organismus schädlich oder von Vorteil ist.

Diese Signale werden an die vegetativen Zentren im Stammhirn weitergeleitet. Von dort aus werden alle Organe an die Alarmsituation angepasst.

Die immer noch dominierenden Routinen des Gehirns des Angstmachens oder des In-Panik-Versetzens beruhen auf genetischen Dispositionen, die bestimmen, inwieweit ein Gehirn für Angst neuronal verdrahtet wird.

Diese Routinen sind erstens nicht für den Jetztmenschen entwickelt, sondern für die Lebewesen, aus denen wir entstanden sind, und für eine andere Zeit und andere Orte.

Dass der Mensch nicht mehr in der Savanne lebt, dass in seiner Umgebung äußerst selten Raubtiere und in unserem Kulturkreis auch kaum feindliche Horden umherziehen oder sonstige unwägbare Gefahren drohen, ist dem urzeitlichen Gehirn nicht bekannt.

Nun, die Sache mit den feindlichen Horden und den unwägbaren Gefahren wird geschickt für eine Panik und Angst machende Politik eingesetzt – um nur ein Beispiel zu nennen, wie man die Amygdala-Routine zur Manipulation nutzen kann.

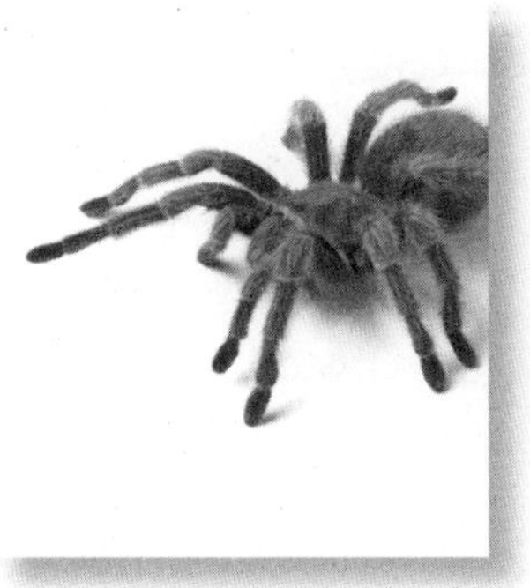

Hinzu kommt, dass wir durch Beobachten und Imitieren lernen. Wenn wir schon in unserer frühen Entwicklung mit Informationen über Angst und Panik gefüttert werden und auch das Verhalten der Bezugspersonen imitieren, wie etwa eine Furcht vor Spinnen, wird jegliches logisches Denken überstimmt.

Das sind transgenerationelle Ängste, die wir von den Eltern übernehmen. Da wir auch Filme und Bücher »beobachten« und schon in jungen Jahren mit grausamen grimmschen Märchen oder, etwas zeitgemäßer, mit Harry Potters mühevollem Leben und später mit endlosen Tatort-Folgen versorgt werden, nimmt das Unbewusste diese Inhalte auf. Die Tatsache, dass das Geschehen weder hier noch jetzt stattfindet, führt nicht zu einer Filterung und ist für die Vernunft nicht erreichbar. Nach genügend Wiederholungen haben sich resistente neuronale Schaltkreise gebildet, die bei den geringsten Ähnlichkeiten mit dem Beobachteten den Angst- und/oder Panikmechanismus auslösen.

Warum kann uns die Angst so fesseln? Sie überstimmt die Vernunft und macht aus einem Schatten ein gefährliches Objekt. Bevor das Bewusstsein irgendwelche Maßnahmen erwägen kann, sind längst alle lebenserhaltenden Vorkehrungen getroffen und wurde das Stresshormon Adrenalin ausgeschüttet. Und viele Möglichkeiten gibt es nicht: Flucht, Kampf oder Unterwerfen (Stillhalten).

Der Körper hat inzwischen die Systeme Hormone, Kreislauf, Stoffwechsel, Körpertemperatur, Muskulatur hoch- und die Systeme Verdauung, Immunität, Sexualität heruntergefahren. Es kommt zu Atemnot, Schweißausbrüchen, Verkrampfungen, Lähmungen, und Herzschlag und Atem nehmen ab oder zu – je nachdem, ob man ein Schreck-Typ oder ein Kampf-Typ ist.

Dieser Angststress war für den Menschen der Savanne wichtig. Er entsteht aus dem Bemühen, erfolgreich zu sein und um zu verhindern, zu versagen. Davon hingen unser Überleben und unsere Entwicklung ab. Nur zu oft überschreibt die Amygdala in der Großstadt, die frei von bedrohlichen Tieren und feindlichen Stämmen ist, die Vernunft und versetzt Gehirn und Körper in einen Alarmzustand. Ist die Amygdala aktiviert, begünstigt sie alle Aktivitäten, die nur darauf ausgerichtet sind, den Verursachern der Angst zu entkommen. (Wenn Inhalte unter Angst gelernt werden, werden diese mit der Angst verknüpft und wird die Angst gleich mitgelernt.)

Dass die Amygdalae zu aktiv sind, kann auf häufige allzu belastende emotionale Erfahrungen oder Traumatisierungen zurückgeführt werden, die tief greifende Spuren in der Psyche hinterlassen. Wenn dann noch die Kontrollstation im Stirnhirn (dem präfrontalen Kortex) zu schwach ausgebildet ist, die es ermöglicht, eine Überreaktion zu mindern oder zu kontrollieren,

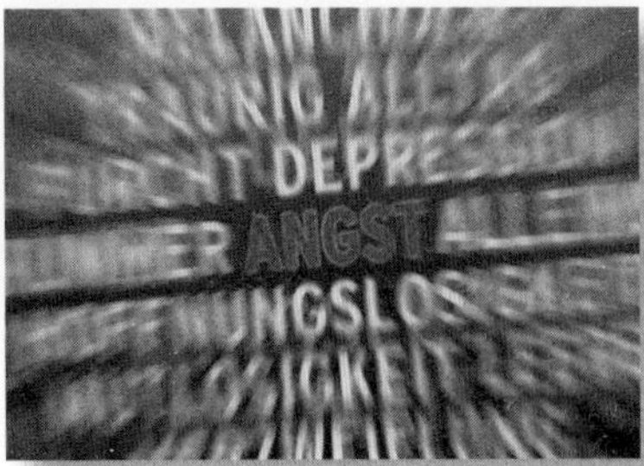

übernimmt die Angst oder Panik das System. In einem solchen Fall ist es kaum oder gar nicht mehr möglich, Entscheidungen zu treffen, die Aufmerksamkeit aufrechtzuerhalten, Handlungen zu steuern und bestimmte Gedanken und Gefühle herabzustufen.

Übrigens konnte wissenschaftlich belegt werden, dass die Gehirne von Stadtbewohnern sensibler auf Stress reagieren und eine aktivere Amygdala aufweisen, und dies gilt umso mehr, je größer die Stadt ist. Die Wahrscheinlichkeit, eine Angststörung zu entwickeln, ist für Großstädter um 20 Prozent höher als für die Landbevölkerung.

Die Amygdala wird auch bei Unsicherheit, Unbekanntem – also Uneindeutigem – aktiv und sendet Signale des Unangenehmen oder Bedrohlichen an andere Gehirnbereiche – zunächst an die Gefühlszentren. Erst dann wird das unangenehme Gefühl bewusst wahrgenommen und kann ein Verhalten auslösen. Unsicherheit und Unbekanntes machen uns ängstlich und vorsichtig, wenn die Amygdala die Situation als bedrohlich einschätzt.

Das ist unser prähistorisches Erbe. Das Gehirn musste in den langen Jahrtausenden seiner Entwicklung zunächst einmal als Gefahrensensor im Hinblick auf verdorbene Nahrungsmittel, giftige Beeren, Raubtiere, fremde Stämme dienen. Für unsere Vorfahren war vorsichtiges Handeln bestimmt lebenswichtig.

Diese sinnvolle Frühwarnstation kann allerdings heute dazu führen, dass man wie gelähmt dasteht, statt angemessen zu handeln. Unsicherheit und Unbekanntes können als Gefahr oder Herausforderung »gesehen« werden. Wenn die Amygdala übersensibilisiert ist und wenn die Medien mehrheitlich über Bedrohungen oder Unsicherheiten berichten, kann sie sich in einem permanenten Alarmzustand befinden.

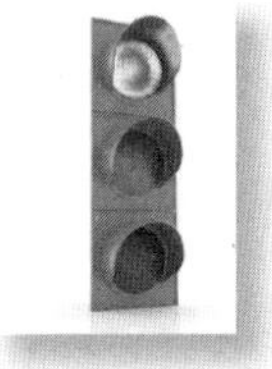

Vergleicht man das mit einer Ampel, steht diese ständig auf Rot, mindestens auf Orange. Eine überreizte Amygdala ist vermutlich die Hauptursache einer Sozialphobie.

Wenn Veränderungen anstehen und die Folgen noch nicht eindeutig, unsicher oder unbekannt sind, wird die Amygdala ans Werk gehen und uns diese Veränderungen erschweren oder verhindern, es sei denn, wir könnten sie durch einen anderen Gehirnbereich überstimmen: nämlich dem Belohnungssystem, dem Nucleus accumbens, das wir zur Mitarbeit durch Visualisierungen einladen.

Therapien und Methoden wie das NEURO-TUNING können die kontrollierende, kreative und hemmende Instanz im Stirnhirn stärken und so die Angst machende Aktivität der Amygdala bremsen oder ausschalten.

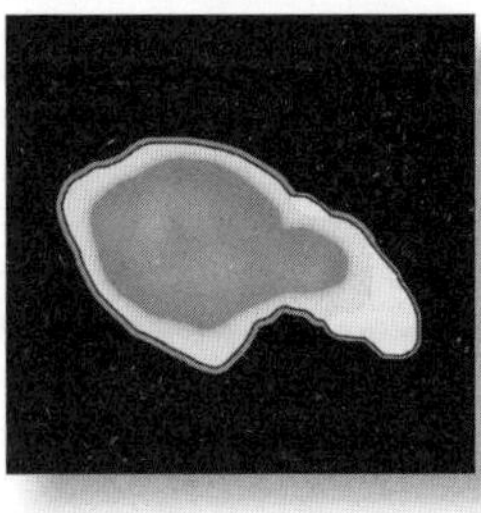

Doch die Amygdala umfasst zwei Bereiche, und auf diesen zweiten, vorderen Bereich werde ich im Folgenden näher eingehen.

Amygdala

Der Verhaltensforscher T. D. A. Lingo konnte durch Studien einen Bereich im Gehirn lokalisieren, der für die Freisetzung enormer Mengen ungenutzter Intelligenz, Kreativität und Freude verantwortlich ist – die vordere Amygdala.

Lingo und sein Team entdeckten den Mechanismus, eine erstaunliche neue Intelligenz, Freude und Kreativität innerhalb des menschlichen Gehirns freizusetzen.

Die Hauptfunktion der Amygdala wurde lange mit der Auslösung des Kampf-oder-Flucht-Reflexes in Gefahrensituationen assoziiert. Aus welchen Gründen auch immer übersahen die Wissenschaftler zu Lingos Zeit eine andere Funktion der Amygdala, die durch ihn bewiesen wurde –, nämlich ein friedliches, liebevolles Verhalten und eine freudige Grundhaltung. Der bei Gefahr zu Gewalt und Rohheit tendierende hintere Teil der Amygdala wird dann ausgeschaltet.

Lingo behauptete, dass die Amygdala bewusst kontrolliert und dazu benutzt werden könne, die Wonnegefühl-Reaktion in den Stirnhirnlappen »einzuschalten«. Das ist eine gewagte Behauptung, einigen kleinen Organen dieses Potenzial zuzuschreiben, aber jüngste unabhängige Forschungen haben begonnen, seine Ergebnisse zu untermauern.

Wenn eine Person imstande ist, die Amygdala zu stimulieren und die Prozesse im vorderen Gehirn durch eigene Willenskraft zu verstärken, kann dies in verschieden interpretierten Erfahrungen resultieren, die sehr angenehm bis beglückend sind.

Es ist etwa so, als würden alle Beschränkungen aufgehoben oder als würde, wie es eine Kursteilnehmerin ausdrückte, »die Klappe vorne ganz weit aufgehen«. Mit »die Klappe vorne« ist das Frontalhirn gemeint. (Die russische Neurologin Alexandra

Luria hat zusammen mit vielen anderen Forschern immer wieder aufgezeigt, dass mindestens 90 Prozent des vorderen Gehirnlappens nicht genutzt werden.)

Als die Psychologin Sara Lazar das Gehirn der Kundalini-Yoga-Praktizierenden Hari Mandir Kaur Khalsa mit fMRI (funktionaler Magnetresonanztomografie) »fotografierte«, stellte sie fest, dass Khalsas vordere Amygdala in dem Moment aktiv wurde, in dem sie in einen tiefen Meditationszustand eintrat.

Diese Koppelung von tiefer Stille und einer angeregten Amygdala schien der Psychologin, die die Aktivität der Amygdala mit emotionalem Stress gleichsetzte, wie ein Widerspruch. Aber genau dieses Ergebnis hatte Lingo vorausgesagt.

Ein Forscherteam fand heraus, dass unsere Entscheidung, ob wir einen anderen Menschen vertrauenswürdig finden, vor allem eine emotionale ist. In einem Versuch sollten Probanden bestimmte Fragen zu Bildern von Menschen spontan beantworten.

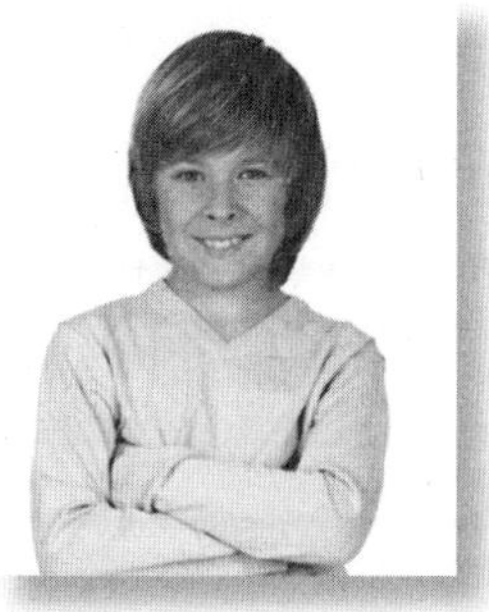

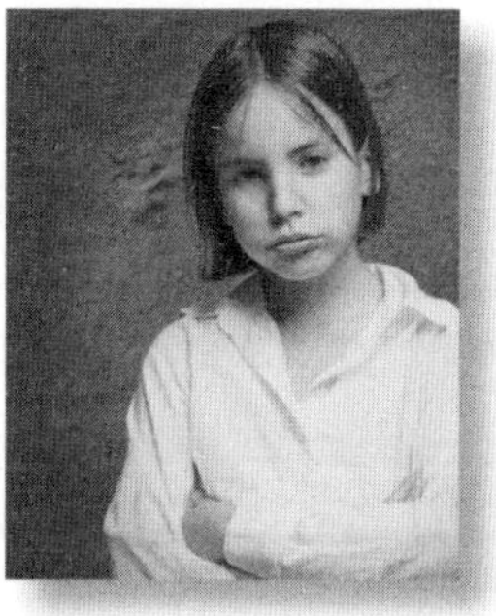

Dabei wurde gemessen, welche Gehirnregionen aktiv waren. Die Antwort auf die Frage, welche der abgebildeten Personen vertrauenswürdig und sympathisch wirkt, wurde vor allem durch die feuernde Amygdala bestimmt.

Wenn nun die Amygdala aber ständig auf »Misstrauen« und »Gefahr« geschaltet ist, was durchaus der Fall sein kann, wie wir im Laufe des Buches erfahren, hat das gravierende Folgen für das soziale Leben und die Qualität der Beziehungen.

Die Schattenseite der Erfahrungen der Amygdala sei, so argumentiert Joseph LeDoux in seinem Buch »Das emotionale Gehirn«, dass die Amygdala unser menschliches Gehirn sozusagen überfallen und besetzen kann, was zu vielen, wenn nicht gar den meisten Massenneurosen und -psychosen des modernen Lebens geführt hat.

Während die Vorgänge in der Amygdala tatsächlich viel komplexer sind, als Lingo sie darstellt, ist seine Hypothese, dass das Organ das Instrument ist, mit dem negative und positive Emotionen produziert werden, und – noch viel wichtiger – dass es bewusst manipuliert werden kann, wissenschaftlich korrekt.

Lingo experimentierte mit Studenten und Kollegen mit dem ziel, die Amygdala dazu zu bringen, dass ihr vorderer Bereich Energie in den vorderen Teil der Stirnlappen fließen lässt.

Also dorthin, wo das Entscheiden, das Aufrechterhalten von Aufmerksamkeit, das Steuern von Handlungen und Absichten und das Herabstufen bestimmter Gedanken und Gefühle und die Kreativität stattfinden. Eine Anwenderin beschrieb es auch so: »Ich sehe so viel Licht.«

Durch die Selbststimulierung der Amygdala wird die Aktivität der evolutionär fortgeschrittensten Struktur des vorderen Gehirns verstärkt. Bei der Selbststimulierung benutzen Sie Ihre Vorstellungskraft beziehungsweise weisen Ihren Klienten dazu an. Allein die Visualisierung davon genügt, dass ein elektrochemischer Fluss seine Richtung ändert – in diesem Fall in Richtung vorderer Gehirnlappen (Zone 2).

Einigen Kursteilnehmern und Klienten gelang dies sofort, und sie berichteten von warmem Schauer, Kribbeln, einer durch den Körper fließenden angenehmen Energie. Manche Klienten brauchten mehrere Versuche. Diejenigen, denen es leichtfiel und die es wiederholten, konnten den Zustand allein durch die Vorstellung wieder auslösen.

Die Amygdala-Sequenz

- Um Ihre Amygdalae zu lokalisieren, legen Sie beide Hände auf die Seiten Ihres Kopfes. Der Zeigefinger liegt am Ohr an der Stelle, wo eine kleine Vertiefung ist. Dort, wo die Zeigefinger ganz natürlich zur Ruhe kommen, etwa 2,5 cm im Kopfinneren, sitzen links und rechts Ihre Amygdalae.

  Sie können sich auch noch vorstellen, wie eine Feder ganz sanft die Vorderseite der Amygdala kitzelt, erst auf der einen Seite, dann auf der anderen. Wenn es Ihnen lieber ist, benutzen Sie zwei Federn und kitzeln beide Seiten gleichzeitig. Mehr ist nicht zu tun.

- Stellen Sie sich nun vor, wie eine Energie, einem leichten Strom gleich, von einer Amygdala oder beiden Amygdalae nach vorne in die Stirn fließt.

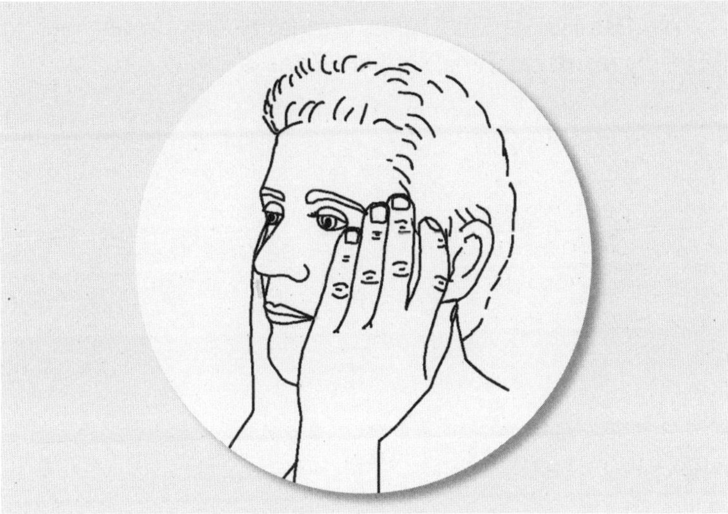

Wenn das nicht sofort gelingt, halten Sie eine Amygdala und zusätzlich den Stirnpunkt.

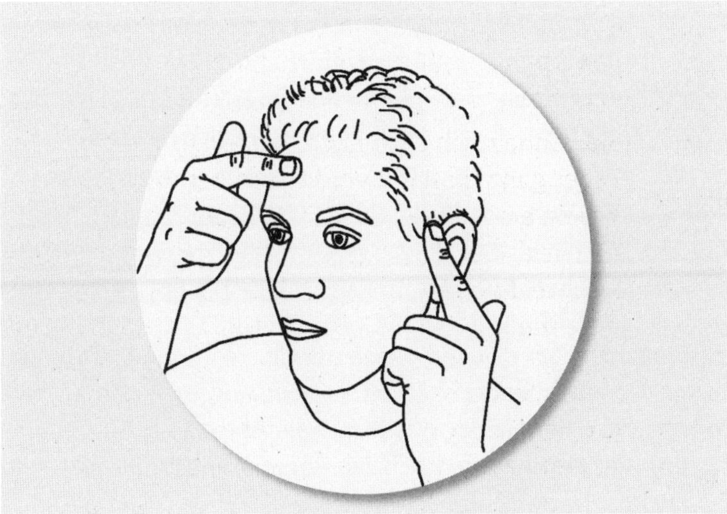

Beim Klienten können Sie mit einem Ihrer Finger zur Unterstützung den Finger des Klienten, der auf der Amygdala ruht, streichen.

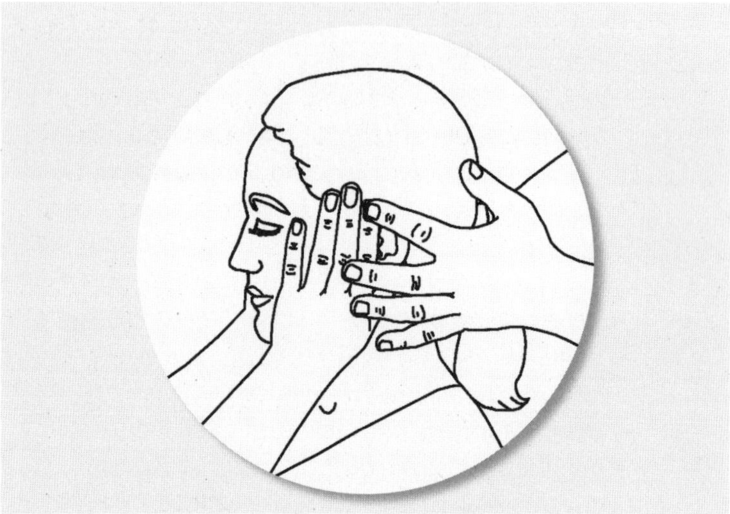

Dies schaltet die Amygdala wie einen Schalter nach vorne, wenn zunächst auch zeitlich begrenzt. Je öfter Sie diese Sequenz durchführen, desto bemerkenswerter ist das Ergebnis. Für Skeptiker: Die Veränderungen sind nachweisbar.

Schon seit Langem wird bei der Entstehung und Aufrechterhaltung von Angststörungen (auch depressiven Störungen) Aufmerksamkeitsprozessen eine zentrale Rolle zugeschrieben. Dabei wird unterstellt, dass belastenden Stimuli, wie zum Beispiel Sich-Sorgen-Machen oder störende Geräusche, besondere Aufmerksamkeit zuteilwird. Aufgrund dieser Aufmerksamkeitszuwendung werden die Stimuli chronisch verfügbar und erhöhen dadurch ihre subjektiv wahrgenommene Belastung. In der Folge werden die störenden Stimuli noch aufmerksamer beobachtet, und es kommt ein Zyklus in Gang, in dessen Verlauf beispielsweise Ängstliche sich besonders solchen Stimuli mit Bedrohungscharakter zuwenden. Die selektive Aufmerksamkeitsausrichtung auf störungsspezifische Stimuli ist möglicherweise sogar für die Entstehung von Angststörungen verantwortlich.

Daher kann das NEURO-TUNING durch das Ablenken der Aufmerksamkeit von diesen Stimuli oder das Abschalten der Stimuli – was im Thetabereich stattfindet und schon bei der Basissequenz ohne Interventionen geschehen kann – sehr erleichternd wirken.

Wie bereits erwähnt:
Wiederholungen sind wichtig.

Ursache 2: Hyperaktivierung des Frontalhirns

Im Vergleich zu Gesunden weisen Klienten mit Panikstörung eine Hyperaktivierung des linken inferior frontalen Kortex (Zone 2, linke Seite) auf. Nach der Teilnahme an einer kognitiven Verhaltenstherapie wird der Bereich des Kortex meistens auf das Normalniveau reduziert. Im Mittelpunkt der kognitiven Therapieverfahren stehen Kognitionen – sie umfassen Einstellungen, Gedanken, Bewertungen und Überzeugungen.

NEURO-TUNING zielt darauf ab, wie bei therapeutischen kognitiven Verfahren, dass erkannt wird, dass die Art und Weise, wie wir denken, bestimmt, wie wir uns fühlen, verhalten und wie wir körperlich reagieren. Dazu gehört auch beim NEURO-TUNING das Bewusstmachen des Denkens, die Überprüfung und Bewusstwerdung der Folgen des Denkens, die Korrektur von irrationalen Einstellungen und die Verankerung der korrigierten Einstellungen ins konkrete Verhalten.

Dissoziieren

Basissequenz

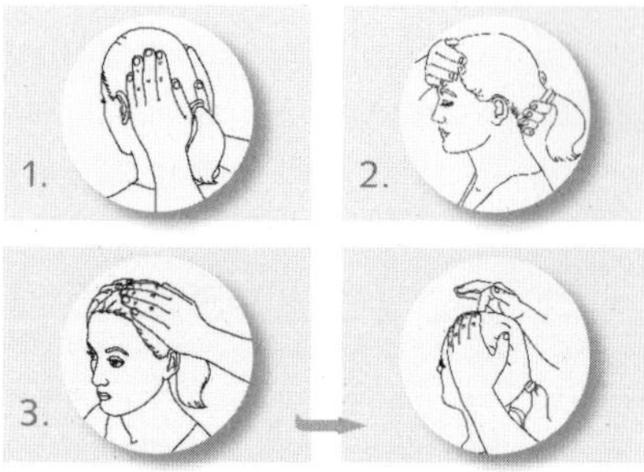

Zone 2 und Zone 1 für einen langen Zeitraum nur halten (circa 5 bis 10 Minuten). Dieses lange Halten ist bei Klienten oder Selbstanwendern im Liegen zu empfehlen, sonst wird es zu anstrengend.

Zone 1 halten und, den Fontanellenpunkt antippend, die Denkinhalte und deren Folgen ansprechen. Durch Reframing (siehe Teil 5) oder die Umkehrung von Einstellungen (»Mutter geht mir auf die Nerven.« – »Mutter sorgt sich um mich.«) sollte jeder Klient schnell eine korrigierte Einstellung übernehmen.

Wie zuvor, jedoch kein Reframing, sondern den Klienten in eine Beobachterposition führen.

- Der Klient berichtet das Geschehen wie in einem Film erzählt (er ist einer der Schauspieler) oder wie in einem Theaterstück (er ist einer der Darsteller) auf der Bühne dargestellt.
- Dann kann er sich in die 1. Reihe setzen und das Geschehen betrachten. Sollte es immer noch zu starken Erregungszuständen kommen, zurück zu Zone 1 und 2, beide halten, die Erregungszustände abklingen lassen und wieder mit Schritt 3 weitermachen.
- Dann kann er sich in die 5. Reihe setzen und sich sehen, wie er das Geschehen von der 1. Reihe des Kinos/Theaters aus betrachtet, und Sie fragen ihn nach der emotionalen Beteiligung.
- Dann kann er sich in die 10. Reihe setzen und sehen, wie er in der 5. Reihe sitzt und von der 1. Reihe aus das Geschehen auf der Bühne oder Leinwand betrachtet.
- Und schließlich kann er vor dem Gebäude stehen in dem Wissen, dass das Geschehen im Kino auf der Leinwand oder auf der Bühne weitergeht.
- Gut ist es, wenn der Klient über das Geschehen berichten kann, wie etwa: »Jetzt steigt er in den Aufzug und …« Und nicht: »Ich steige in den Aufzug …«

- Es sind mehrere Wiederholungen des Neuen notwendig, beispielsweise panikerzeugende Situationen durchzuspielen, bis keine Reaktion mehr erfolgt. Das Gehirn braucht die Wiederholungen, um die neuen Erfahrungen zu vernetzen.

Fontanellenpunkt noch etwas halten und ausklingen lassen

Kurzschlusshandlung oder Harmonie

Die erste Aufgabe des Gehirns ist das Sichern des Überlebens. Dafür sorgt in erster Linie das emotionale Gehirn. Dieses kann den präfrontalen Kortex – den Sitz des Abwägens, des Aufrechterhaltens von Aufmerksamkeit, des Steuerns von Handlungen und Absichten – völlig abschalten. Bei außergewöhnlichem Stress wie in einer lebensbedrohlichen Situation geschieht das. Dann regieren die Reflexe und Instinkte.

Die Evolution hat entschieden, dass das emotionale Gehirn, das um ein Vielfaches schneller als das Denken ist, dann den Vorrang hat. Das hilft uns heute noch, denn bevor wir abgewogen und verglichen und uns entschlossen haben, was zu tun wäre, sind wir mit dem neben uns auftauchenden Fahrzeug kollidiert.

Nun kann das emotionale Gehirn aufgrund einer Belastung, eines Traumas oder einer psychischen Störung das Denken derart kontrollieren, dass wir uns nicht mehr entsprechend unseren langfristigen zielgerichteten Interessen verhalten.

Manche Menschen sind überempfindlich und stufen viele Verhaltensweisen oder Äußerungen anderer als verletzend oder gefährlich ein, da sie körperliche, emotionale oder sexuelle Traumata haben – und das vielleicht noch nicht einmal wissen. Ihr emotionales Gehirn lässt sie eher instinkthaft und reflexartig handeln.

Wenn das emotionale Gehirn des limbischen Systems und das kortikale Gehirn des präfrontalen Kortex gut zusammenarbeiten – auch emotionale Intelligenz genannt –, dann entfaltet sich das Leben auf eine harmonische, natürliche Weise. Nicht nur das, auch die sozialen Bindungen oder engen Beziehungen werden nicht von instinkthaften Reflexen sabotiert oder gestört.

Wenn Stresszustände, Ängste, Wut, Neid, Depression als häufiger oder durchgängiger Zustand erlebt werden, ist das Denken durch die stärkere Tätigkeit des emotionalen Gehirns eingeschränkt. Nicht nur das – auch das Herz bekommt das mit, und der Puls wird unregelmäßig, inkohärent, chaotisch. Bei allgemeinem Wohlbefinden, Mitgefühl, Liebe und Dankbarkeit ist der Puls kohärent, stimmig, gleichmäßig. Dieses »Auf und Ab« oder »Gasgeben und Bremsen« nennt man Variabilität.

Zu Beginn des Lebens ist die Variabilität am größten und gegen Ende des Lebens am niedrigsten – die Bremsphasen werden geringer. Entsprechend sind die Beschleunigungsphasen länger. Der Sympathikus hat volle Fahrt, der Parasympathikus kommt nicht mehr zum Bremsen.

Wenn das NEURO-TUNING mit der Basissequenz allein bei vielen Klienten bereits ein allgemeines Wohlbefinden aufgrund von fehlenden Einflüssen durch das emotionale Gehirn bringt, dann hat man zudem etwas dafür getan, das Herz kohärent schlagen zu lassen.

Dieser Aspekt des NEURO-TUNINGS, die Aufmerksamkeit zu halten, auch wenn keine Situation behandelt werden soll, heißt, die Aufmerksamkeit nach innen zu richten, so wie es bei Yoga, Meditation oder Achtsamkeitsübungen geschieht. Da profitiert das Herz gleich mit.

Um den Effekt noch zu vergrößern, kann eine spezielle Anwendung für »Kopf und Herz« hilfreich sein.

Kohärenzatmen

Basissequenz

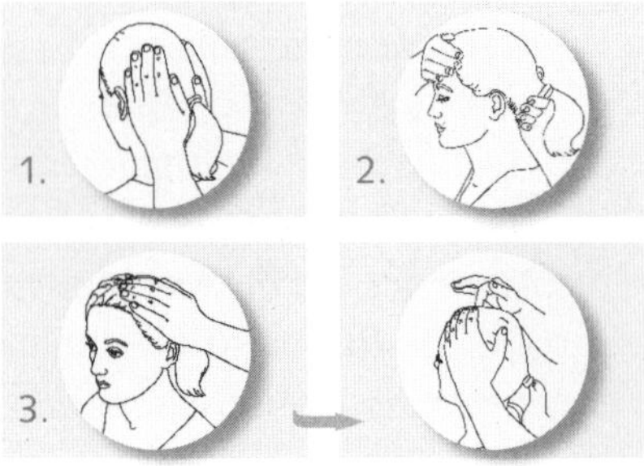

Zone 3 halten

Der Klient atmet zwei bis drei Mal tief ein, wobei er zwischen den Atemzügen eine kurze Pause machen soll.

Der Klient atmet 2 bis 3 Minuten lang normal und leicht weiter.

Kohärenzatmen

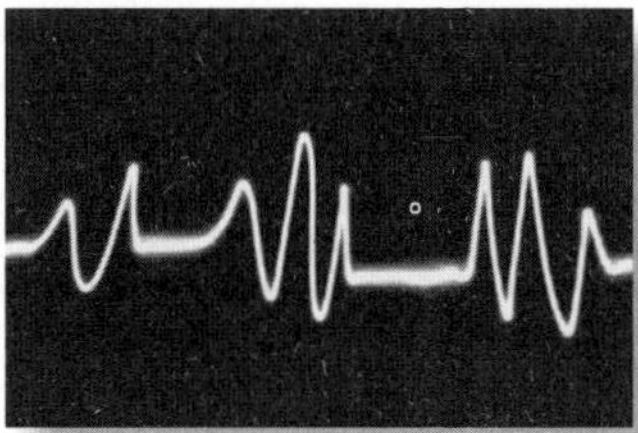

Kohärenz ist das Gegenteil von Chaos. Beim Kohärenzatmen geht es darum, den Rhythmus des Pulses gleichmäßig zu machen.

Bei Stress, Bedrohung, Angst, emotionalen Belastungen und quälendem durchgängigem horizontalem oder zwanghaftem Denken werden der Puls und der Herzschlag unruhig, chaotisch.

Mit dem nachfolgend beschriebenen Atmen kommt es zu einer Beruhigung und Harmonisierung, was innerhalb weniger Minuten zu einer gesünderen, gleichmäßigeren Taktung von Beschleunigung und Verlangsamung führen kann. Oftmals lösen sich dann die belastenden Emotionen und Denkinhalte auf.

- Das Herzatmen bedeutet, dass der Klient oder Anwender in die Herz- oder Brustgegend atmet und, wem es visuell möglich ist, sich vorstellt, in das Herz und nach einer Weile durch das Herz zu atmen.

- Meinen Klienten empfehle ich, dieses Atmen mit Visualisierungen zu begleiten, so wie lebensspendender Sauerstoff beim Einatmen ins Herz geleitet und jeglicher Schmerz, belastendes Leid oder Altes, Blockierendes, Schädliches beim Ausatmen aus dem Herz heraus fließt.

- Dies kann unterstützt werden, indem man dem Atem eine angenehme Farbe oder wohltuende Temperatur gibt, sodass er wie ein angenehmer Hauch durchfließt.

- Sollten Ihnen oder dem Klienten angenehme oder glückliche Momente abrufbar und vorstellbar sein, die möglichst detailliert beschrieben werden, können diese überraschend schnell zu einer wohltuenden inneren Ruhe führen.

- Jeder Atemzug soll bewusst und langsam erfolgen und nach dem Ausatmen soll eine kurze Pause sein.

Horizontales und vertikales Denken

Wenn ich den Begriff »horizontales Denken« benutze, meine ich damit nicht nur die von Philosophen wie Ken Wilber kategorisierte analoge Denkrichtung des »Immer auf die gleiche Weise« und »Aus Bekanntem auf Neues schließen«, sondern auch das Gedankenausbreiten auf horizontaler Ebene. Dabei erzeugt ein Gedanke einen weiteren und wieder einen weiteren usw., die wiederum Gefühle erzeugen, die wiederum Gedanken entstehen lassen – das endlose, sinnlose Geplapper.

Durch das NEURO-TUNING können Sie das Denken anhalten, was ja schon erholsam und entspannend sein kann, und, indem Sie die Aufmerksamkeit auf ein Thema, den Atem, ein Körpergefühl, richten, ihm eine andere Richtung geben: dem vertikalen Denken, das analytisch ist und Neues ohne Rückgriff auf Bekanntes erkennt.

Beim vertikalen Denken, so die Philosophen, Therapeuten und der Autor, können Widersprüche im Bekannten auftauchen, sich Gründe auftun, findet ein Graben nach den Wurzeln des Denkens statt. Man könnte es auch das Wichtigere, Fundamentalere nennen oder das Nahe-der-Quelle-Sein. Das vertikale Denken geht sowohl nach oben, zum Höheren, als auch nach unten, zum Tieferen.

Vertikales Denken ergänzt das vertraute horizontale Denken, das in der westlichen Bildung und Kultur so sehr bevorzugt wird, um eine neue Dimension. Scheinbar zusammenhanglose Gegenstände und Ereignisse treten plötzlich in eine lebendige Beziehung zueinander und stellen Verbindungen her, die oft instinktive Wahrnehmungen erklären.

Zwang oder los

Zwang, und davon sind circa 1 Million Deutsche betroffen, ist eine inhaltliche Denkstörung. Es treten Handlungs- und Vorstellungsimpulse auf, die als der Person zugehörig, aber als ichfremd empfunden werden und nicht unterdrückt werden können.

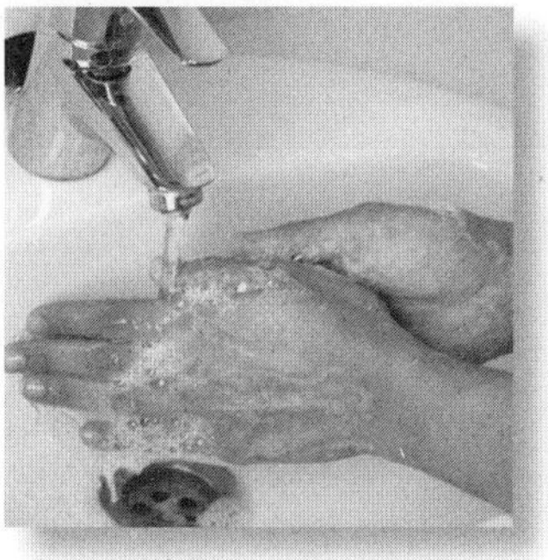

Es handelt sich mehrheitlich um Kontroll-, Zähl-, Reinigungszwänge. Menschen mit Kontrollzwang leben immer im Zweifel, ob auch alles so ist, wie es sein soll. Auch sind die Betroffenen oft fest davon überzeugt, dass sie großes Leid oder Schaden über andere bringen, wenn sie ihren Zwängen nicht mehr folgen. So könnte beispielsweise das Haus abbrennen, weil sie die Kerzen nicht gelöscht oder den Herd nicht abgestellt haben. Meistens kommt es zu oft jahrelangen quälenden Ritualen und Routinen.

Ursächlich gibt es biologische und psychologische Faktoren: Einerseits kann der Stoffwechsel bestimmter Botenstoffe des Gehirns gestört sein, wobei Serotonin, das an der Impulskontrolle beteiligt ist, eine wichtige Rolle spielt. Andererseits sind Zwänge eine Strategie der Angstbewältigung, wie bei der Angstneurose, die erst in der Adoleszenz auftritt. Allerdings können auch junge Menschen schon zwangserkrankt sein.

Häufig gibt es Stresserlebnisse oder starke psychische Belastungen in der Vorgeschichte – Trennung der Eltern, Umzüge mit dem Verlust der Freunde, neue Geschwister.

Wenn die Zwangshandlung nicht ausgeführt werden kann, empfindet der Betroffene eine intensive innere Anspannung und eine unerträgliche Angst. Man könnte auch sagen, dass eine abgewehrte, blockierte Angst oder andere Gefühle oder Impulse auf den Zwang verschoben werden. Der ist, wenn auch quälend, immer noch handhabbarer als die ursprüngliche überfordernde Angst. Hilflosigkeit wird empfunden und nicht selten Feindschaft gegen sich selbst (Suizidgefährdung).

Zwang auflösen

Nun kann man selten das NEURO-TUNING an Ort und Stelle mit dem Klienten durchführen, wenn der Zwang auftritt. Daher wird mit *Als ob-* oder *Als wie*-Szenarien gearbeitet.

Basissequenz

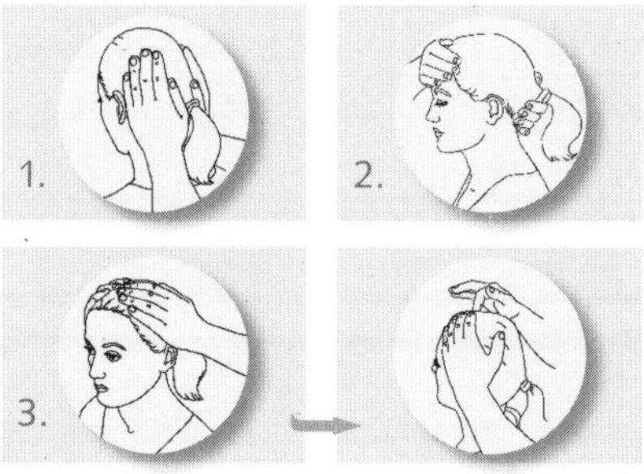

Zone 1 und 2 weiter halten

Lassen Sie den Klienten sich eine favorisierte Situation vorstellen, in der er den Zwang ausüben muss. Der Klient beschreibt die Situation so, als würde er von einer anderen Person berichten.

Sobald er die Zone der Gelassenheit oder Distanziertheit verlässt …

… Zone 3 beidseitig halten, auf die Fontanelle tippen

Klient wiederholt: »Das bin nicht ich, das ist eine Situation, die ich beobachte.«

Danach richtet er seine Achtsamkeit auf den Atem, bis sich wieder Ruhe einstellt.

Wieder Zone 1 und 2 halten

Die Situation wird mehrfach wiederholt, bis der Klient selbst wahrnimmt, dass er im Bericht-Modus bleiben kann, und die sich aufdrängenden Impulse zwar wahrnimmt, aber nicht reagieren muss – so als würde es ihn nicht betreffen. Ein Schritt in die Freiheit vom Zwang, der noch mehrere Schritte braucht.

Eine einmalige Anwendung hat bisher noch nicht zu einer spontanen Auflösung des Zwangs geführt. Doch durch das beim NEURO-TUNING integrierte Achtsamkeitstraining kann die willentliche und bewusste Kontrolle der sich aufdrängenden Handlungen oder Gedanken ermöglicht und durch Wiederholungen gefestigt werden.

So heikel es auch klingen mag: Beim Zählzwang wird die Situation derart durchgespielt, dass dem Zwang nachgegeben wird, wobei die Anzahl der Handlungen – manche Menschen müssen 4 oder 8 oder 16 Mal etwas wiederholen – erhöht statt verringert wird.

Da kann dann Protest oder Widerstand aufkommen, der die Routine unterbricht. Mit dieser Strategie soll dann der Klient mit sich selbst weiter mit dem Zwang arbeiten. Mittlerweile kennt er das NEURO-TUNING und kann vor der Zwangssituation eine Kurzversion des Haltens oder Antippens des Fontanellenpunktes durchführen.

Ichsynton oder Ichdistanziert

Wenn Klienten oder auch Sie von einem Ereignis oder Erleben als ichsynton berichten, dann *gehört* das zu Ihnen oder dem Klienten. »*Ich habe* einen Schmerz! *Ich bin* so verzweifelt.« Das stimmt jedoch schon so nicht, denn der Schmerz hat den Klienten oder Sie, hat seine oder Ihre Aufmerksamkeit. Das Symptom *gehört also* jemandem beim ichsyntonen-Berichten, und nun kommt jemand, der sich anbietet, es ihm wegzunehmen.

Die Sache ichdistanziert zu machen heißt, die Aussage zu verändern, sodass sie nicht mehr mir gehört (es wird nicht weggenommen) oder ich es nicht bin (man ist gefangen), vielmehr wird sie wahrgenommen oder beobachtet: »Da ist ein Schmerz.«

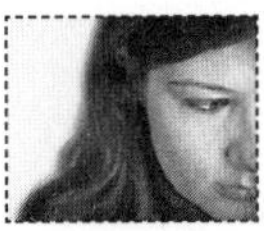

Das könnte Amélie üben, nämlich das Ichdistanzierte in ihre Sprache aufzunehmen. Ihr Widerstand gegen negative Denkinhalte und Körperwahrnehmungen würde sich legen, und dann wäre der Weg frei für einen harmonischen Zustand. So kann sie auch mit auftauchenden Gedanken umgehen. Es heißt dann nicht mehr:

»Ich denke, ich bin …«, sondern: »Da ist der Gedanke, ich wäre …«

Wenn Amélie das üben würde, und das können Sie auch selbst beziehungsweise Sie könnten Ihre Klienten anleiten, dies zu üben, werden Amélie, Sie und Ihre Klienten bald einen wohltuenden Abstand zu dem Geschehen bekommen.

Multitasking und ADS

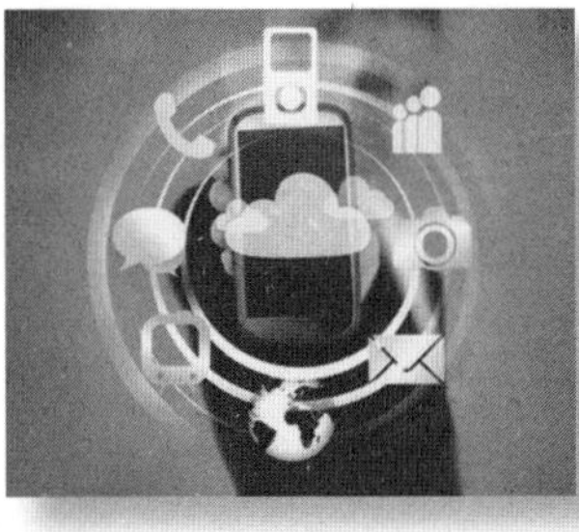

Multitasking – das zeitgleiche Ausführen von mehreren Aufgaben, wie etwa im Internet surfen, E-Mails lesen und telefonieren und einen Text schreiben, aber auch Zeitung lesen und nebenbei SMS checken und den Fernseher laufen lassen – verringert die Qualität des Arbeitsergebnisses, schadet der Intelligenz und erzeugt Stresshormone.

Die Schwächung der Intelligenz, so fanden englische Forscher heraus, kann bei einer ständigen Ablenkung durch Telefonieren und Lesen von E-Mails bei Arbeitnehmern fast doppelt so hoch sein wie bei Marihuana-Rauchern. Und dies findet in dramatischem Umfang in vielen Wirtschaftsbereichen statt.

Schleichend verändern sich die kognitiven Fähigkeiten – die Fähigkeit, Informationen wahrzunehmen, daraus Erkenntnisse abzuleiten und Verhaltensänderungen durchzuführen sowie Erinnerungen zu speichern. Dies kann zu Verhaltensstörungen, gestörtem Lernverhalten und Aufmerksamkeitsschwäche (ADS) führen.

Der Glaube, dass man durch E-Mail und Handy Zeit einspart, ist reine Illusion. Tatsächlich verfügen die meisten Menschen heute über viel weniger Zeit als je zuvor, da die Informationsflut zunimmt. Wer dazu noch aufmerksam seinen Facebook-Nachrichtendienst kontrolliert oder twittert, gerät schnell in eine Abhängigkeit. Ob Facebook oder Twitter – mit hyperaktiver Frequenz kommunizieren Menschen mit Freunden und solchen, die es werden könnten.

Unsere Gehirne sind für Multitasking wahrscheinlich gar nicht geeignet, denn die Aufmerksamkeit ist insofern begrenzt, als nur zwei Konzentration erfordernde Tätigkeiten gleichzeitig bewältigt werden können. In der Praxis muss immer zwischen zwei Aufgaben hin- und hergeschaltet werden.

Dann entstehen Umschaltphasen, die die Qualität von beiden Aktionen automatisch verschlechtern. Es gibt natürlich auch Gehirne, die diese Leistung mühelos erbringen, sie sind aber in der Minderheit.

Wenn wir zwei Aufgaben gleichzeitig bewältigen wollen oder rasch zwischen ihnen wechseln, brauchen wir tatsächlich doppelt so lange Zeit, als wenn wir sie nacheinander angegangen wären, so das Ergebnis amerikanischer Forschungen. Außerdem belegen neuere Studien, dass während des Multitaskings die Stresshormone Kortison und Adrenalin produziert und im Körper verteilt werden.

Dabei verliert das Gehirn schleichend die Fähigkeit, sich zu fokussieren. Burn-out könnte langfristig eine logische Folge sein. Und die Kreativität, die bleibt dabei komplett auf der Strecke.

ADS äußert sich durch Impulsivität, Stimmungsschwankungen, Ungeduld und leichte Ablenkbarkeit – kurzum durch ein vermindertes Konzentrationsvermögen. Dass die Verdrahtungen im Hirn von ADS-Betroffenen anders sind als die von Nichtbetroffenen, lässt sich inzwischen mittels MRI-Hirntomografie darstellen. Die Zahl der Menschen mit Konzentrationsmangel hat sich verzehnfacht.

Doch ein Großteil von ihnen leidet nicht an ADS. Vielmehr ist das Verhalten der Betroffenen eine Reaktion auf die dauerinformierte Welt, ein destruktives Hirntraining. Denn wenn das Gehirn ständig mit Reizen überflutet wird und belastenden Stress verarbeiten soll, verliert es nach und nach die Fähigkeit zur Konzentration, und Erinnerungslücken treten auf.

Neurologisch sind ständige Unterbrechungen vergleichbar mit bedrohlichen Angriffen – das Stammhirn sendet erhöhte Mengen an Botenstoffen aus, die den Menschen in Dauerpanik versetzen. Konzentriertes Arbeiten, das vom sogenannten Frontallappen im Hirn ausgeht, wird unmöglich. Stattdessen herrschen Panik, Gereiztheit, Ungeduld, Empfindlichkeit.

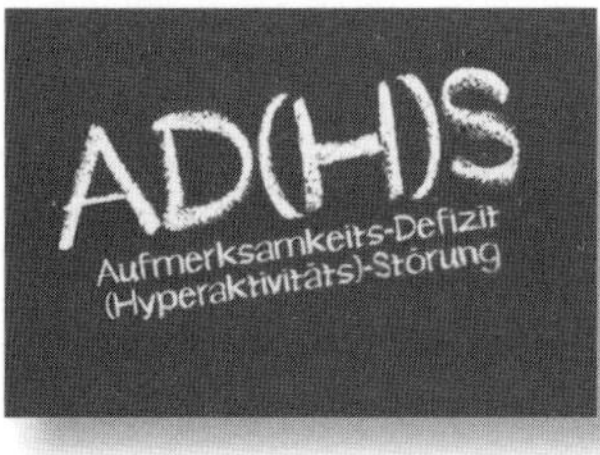

Die Aufmerksamkeitsdefizit-Hyperaktivitätsstörung (ADHS), die auch als Aufmerksamkeitsdefizit-Hyperaktivitäts*syndrom* oder Hyperkinetische Störung (HKS) bezeichnet wird, ist eine bereits im Kindesalter beginnende psychische Störung, die mit Problemen mit der Aufmerksamkeit, Impulsivität und Hyperaktivität einhergeht.

Etwa drei bis zehn Prozent aller Kinder zeigen Symptome im Sinne einer ADHS. Entgegen früheren Aussagen, ADHS trete vorwiegend bei Jungen auf (je nach Studie zuweilen im Verhältnis 8:1, also 8 Jungen zu einem Mädchen), weisen neuere Untersuchungen auf eine annähernd ausgeglichene Geschlechterverteilung hin.

Ebenso ist die früher vertretene Ansicht überholt, eine ADHS wachse sich mit der Pubertät aus: So zeigen 50 bis 80 Prozent der Betroffenen auch noch im Erwachsenenalter ADHS-Symptome.

Nach derzeitigem Forschungsstand ist von einer multifaktoriellen Verursachung von ADHS auszugehen, also dem Zusammenwirken biologischer, psychischer und sozialer Faktoren. Bei circa 50 Prozent der darauf untersuchten ADHS-Betroffenen besteht eine genetisch bedingte Abnormalität der neuronalen Signalverarbeitung im Gehirn.

Davon sind insbesondere neuronale Regelkreise betroffen, die für die Regulation beziehungsweise das Zusammenwirken von Motivation, Kognition, Emotion und Bewegungsverhalten verantwortlich sind. Da das Frontalhirn und das sogenannte Striatum (ein Teil der Basalganglien) in diesen Regelkreisen eine bedeutende Rolle spielen, spricht man auch von einer striatofrontalen Dysfunktion.

Diese ist zu einem Teil vererbt, eventuell aber auch pränatal, also während der Schwangerschaft erworben. Geschwister haben drei- bis fünfmal so häufig ADHS wie Nichtgeschwister; die biologischen Eltern von ADHS-Erkrankten sind in etwa 18 Prozent der Fälle ebenfalls betroffen.

In Untersuchungen über Neurofeedback hat man festgestellt – und dies entspricht auch den Erfahrungen von NEURO-TUNING-Anwendern –, dass die langsamen Thetawellen dazu beitragen können, Aufmerksamkeitsdefizite und auch die Hyperaktivität zu reduzieren. Sofern man die Hyperaktiven mal dazu bringen kann, sich mit NEURO-TUNING behandeln zu lassen und die Methode konsequent anzuwenden. Denn erst mal müssten sie sich für einige Minuten hinsetzen oder hinlegen können.

Neurofeedback hat laut einer kleinen Studie die gleichen Wirkungen wie Ritalin, Letzteres entspricht der Konsumkonditionierung, also kaufen, Tablette einwerfen, wohlfühlen – das wirkt schneller.

Dass es gar nicht so schwierig und langwierig sein muss, erfuhr eine Mutter, die ihren 8-jährigen Zappelphilipp mit NEURO-TUNING behandelte. Dieser drohte – fast eingeschlafen – vom Stuhl zu fallen. Und ein 12-jähriger Junge bemerkte nach der Behandlung, es wäre so, als wäre wieder Ordnung im Kopf.

Die Anwendung des NEURO-TUNINGS ist bei ADHS hilfreich mit Varianten der Steuerung der Aufmerksamkeit mit Achtsamkeitsübungen – siehe Teil 5, Körperscan, Kohärenzatmen.

Unruhe und Konzentrationsdefizit

Bei motorischer Unruhe und Konzentrationsmangel eignet sich die Schläfenlappen-Insula-Sequenz. Während dieser Sequenz soll der Klient einen Muskel steuern – Kontraktion und Relaxion – oder die Aufmerksamkeit auf Füße oder Hände richten und halten.

Zunächst folgt der Klient mit den Augen der Figur einer liegenden Acht. Wenn das nicht selbstständig gelingt, muss die Figur langsam mit der Hand gemalt werden, der Klient folgt mit den Augen:

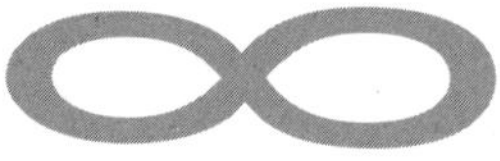

Fünf Wiederholungen.

Basissequenz

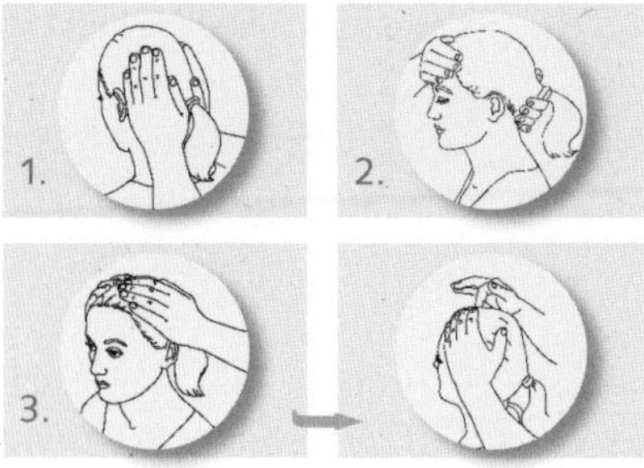

Zone 1 und Stirnpunkt halten – etwa 1 Minute

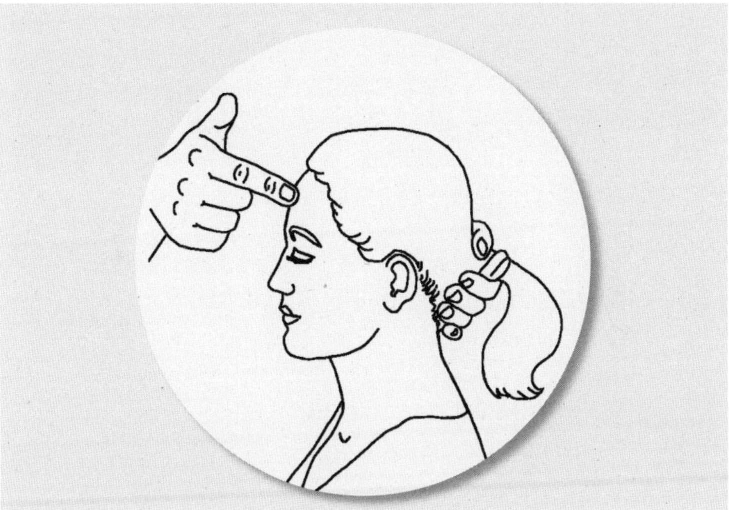

Zone 3 beidseitig halten – etwa 2 Minuten

- Gleichzeitiges Tippen der Schläfenlappen-Insula-Punkte mit Mittel- oder Zeigefinger
Takt: 1 Sekunde = 1 Klopfimpuls, nach einiger Zeit verlangsamend

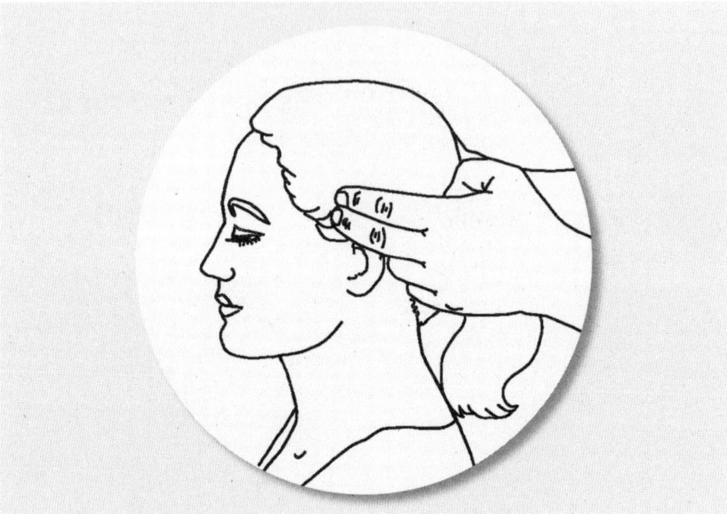

Währenddessen die Aufmerksamkeits- oder Muskelsteuerungsübung durchführen!

- Danach nichts tun.
Ruhe gönnen.

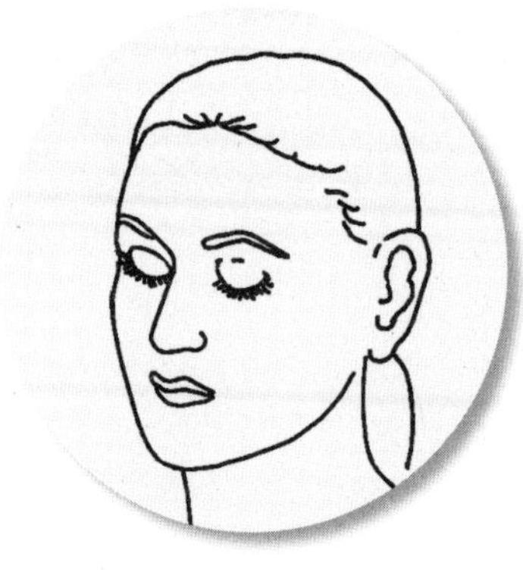

Durch Wiederholung lernt das Gehirn und prägt ein verändertes Verhalten! Klienten sollten das Ritual täglich wiederholen, das heißt, sie klopfen sanft die Schläfenlappen-Insula-Punkte und führen die Aufmerksamkeitsübung durch.

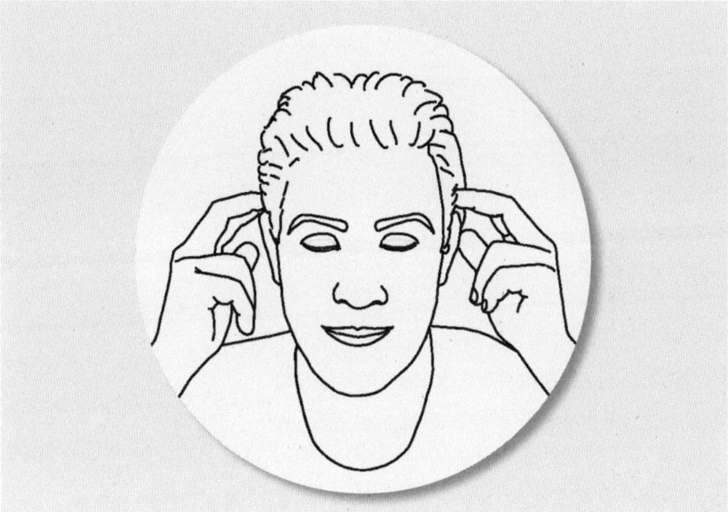

UND DAS KANN KEINE METHODE ERSETZEN: ausreichender Schlaf, Zucker und Weißmehl reduzieren, stattdessen mehr Gemüse und Proteine zu sich nehmen und Sport treiben. Zucker macht nervös – das gilt auch für Erwachsene.

Sprache verstehen

Nur wenn die linke und die rechte Hirnhälfte zusammenwirken, können wir Sprache richtig verstehen. Wichtig dafür ist der Balken zwischen den Hirnhälften – das Corpus callosum, das aus 250 Millionen Nervenfasern besteht.

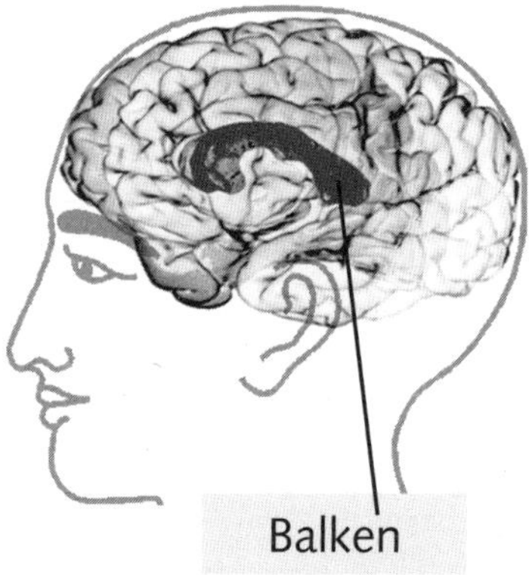

Verarbeitet das Gehirn Sprache, spielen dem kognitiven Modell der Sprachverarbeitung zufolge zwei Aspekte eine Rolle: die Grammatik und die Sprachmelodie (Prosodie) – der Wortakzent, die Silbenbetonung und die Satzmelodie.

Die Sprachmelodie kann man willkürlich steuern, sie kann auch die Gefühle und die körperliche Verfassung übermitteln. Eine Sprache ohne Melodie ist beispielsweise eine Computerstimme.

Entscheidend beim Sprechen ist nicht nur, was gesagt wird, sondern auch, wie es gesagt wird. Menschen, deren Stimme die Prosodie fehlt, können sich daher weniger gut verständlich machen. Häufig tritt dieses Problem bei Menschen mit Autismus oder dem Asperger-Syndrom auf.

Für das Verständnis eines Satzes ist es nicht nur wichtig, dass er grammatikalisch korrekt formuliert ist, auch die Betonung bestimmt die Bedeutung.

So kann der Satz »Der Mann sagt die Frau kann nicht Auto fahren« je nach Betonung entweder bedeuten, dass die Frau nicht Auto fahren kann: »Der Mann sagt, die Frau kann nicht Auto fahren«, oder aber das genaue Gegenteil: »Der Mann, sagt die Frau, kann nicht Auto fahren.«

Die linke Hirnhälfte verarbeitet die Grammatik und die rechte die Prosodie. Für die Kommunikation zwischen den Hirnhälften sorgt der Balken.

Wenn jemand Schwierigkeiten beim Entwickeln und Entschlüsseln der Satzmelodie und generell Interpretationsprobleme hat, ist es möglich, mit NEURO-TUNING Einfluss darauf zu nehmen.

Den Balken stimulieren

Basissequenz

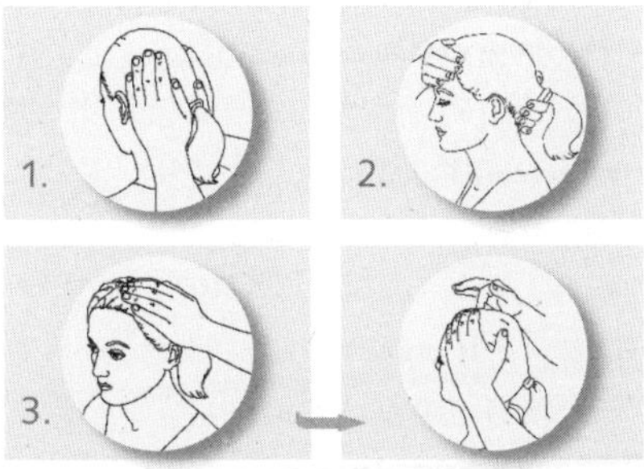

Sie tippen mit einem Finger der linken und rechten Hand sanft und mehrfach von den beiden Ohren nach oben, bis sich beide Finger an der Fontanelle treffen.

Intuition und Unterbewusstsein nutzen

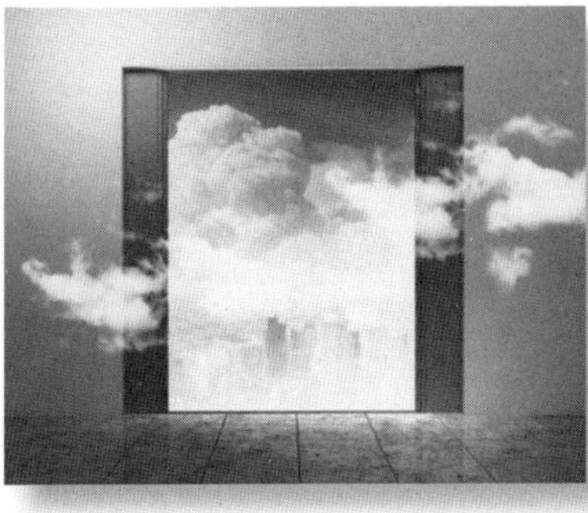

Wir entscheiden nicht nur mit dem Kopf. Unser Bauchgefühl trügt selten und kommt nicht aus dem Übersinnlichen!

Das sogenannte Bauchhirn steht mit dem Kopfhirn in einem ständigen Informationsaustausch. Da geschehen seltsame Dinge, wie beispielsweise »Schmetterlinge«, ein Kloß im Hals, dass sich der Bauch zusammenzieht, verhärtet oder gar schmerzt.

Das Bauchhirn – das enterische Nervensystem, hat eine ähnliche Struktur wie das Kopfhirn. Sein Netzwerk von 100 Millionen Nervenzellen und weit mehr Gliazellen reicht von der Speiseröhre bis zum Anus. Vom Bauchhirn gehen 90 Prozent der Informationen zum Kopfhirn, umgekehrt jedoch nur 10 Prozent.

Wenn man auf den Bauch hört, greift man auf das Gedächtnis zurück. So merkt sich der Bauch Erfahrungen und vergleicht momentanes Erleben auf seine negativen oder positiven Folgen hin. Wenn eine Entscheidung ein schlechtes Bauchgefühl erzeugt, dann gibt die Intuition, die mit starken Emotionen verbunden ist, eine Warnung.

Bauchentscheidungen sind in vielen Fällen besser als rational getroffene. Sie machen auch zufriedener, denn die Bauchentscheider – auch Saticfiser genannt – sind optimistischer, haben mehr Selbstachtung und generell mehr inneren Frieden als die – auch schon mal zwanghaften – Maximierer, die zu Perfektionismus, Depressionen, innerer Unruhe und Selbstvorwürfen tendieren.

Natürlich hat die Ratio, die Vernunft, der Verstand, auch Vorteile. Er arbeitet präziser und richtet die Aufmerksamkeit aufs Detail, aber nicht auf das Ganze. Der Verstand kann immer noch sachlich abwägen und vergleichen, was der Bauch, das Unbewusste, vorschlägt. In komplexen Situationen ist der Verstand allerdings überfordert.

Intuition leitet sich vom lateinischen »intueor« her und bedeutet »etwas betrachten, erwägen«. Intuition ist eine Eingebung, die aus dem Unbewussten heraus entsteht. Psychologen haben herausgefunden, dass das Unterbewusstsein bei größeren Entscheidungen eine wichtige Rolle spielt, und es ist wissenschaftlich bewiesen, dass sorgfältiges Abwägen nicht immer richtig ist, da zu langes Nachdenken das Gehirn überfordert.

Es gibt einen riesigen Unterschied zwischen dem Bewussten und dem Unbewussten. Der bewusste Verstand kann nur eine sehr geringe Informationsmenge verarbeiten. Kommt zu viel, bricht er zusammen. Das Unbewusste kann schon mal 1 Million Informationen gleichzeitig aufnehmen, sortieren, bewerten, filtern und vieles Unrelevantes gleich löschen.

Intuition ist ein Fließen, ein Staunen, es füllt einen leeren Rahmen und ist mit Gefühlen und angenehmen körperlichen Empfindungen verbunden. Sie ist die zündende Idee, ein sicheres Gefühl, ein Aha-Erlebnis, ein Eureka, ein »Jetzt hab ich's!«.

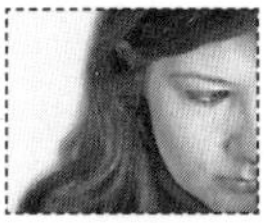

Als Amélie sich entscheiden muss, ob sie ihr doch mittlerweile betagtes Auto gegen ein neues, schöneres Modell eintauschen soll, berät sie sich mit ihrem Partner. So viele Fakten, so viele Möglichkeiten: Welches Modell, was ist mit dem Verbrauch, braucht es dieses Zubehör wirklich, wie hoch wird die Versicherung sein, wo kauft man, wann kauft man, welche Rabatte gibt es?

Neuere Untersuchungen legen nahe, dass in Amélies Gehirn der Botenstoff Dopamin als eine Art Belohnungssystem des Gehirns einen Einfluss auf bewusste Entscheidungsprozesse hat. Hat sie ein Problem erfolgreich gelöst oder eine wichtige Entscheidung getroffen, schüttet ihr Gehirn vermehrt Dopamin aus und motiviert sie aufgrund der aktuellen Informationen, richtige Voraussagen für die Zukunft zu treffen und sich damit besser und schneller entscheiden zu können.

Das aus dieser Situation Gelernte steht ihr später bei passender Gelegenheit in Sekundenbruchteilen zur Verfügung. Sie kann somit auch bei einfachen, banalen Alltagsproblemen automatisch und schnell entscheiden.

Doch diese Aufgabe ist zu komplex. Nach stundenlangem Recherchieren im Internet scheint ihr Hirn überfordert zu sein. Sein Arbeitsspeicher verweigert die Weiterarbeit. Es kann nicht mehr. Nun geht es nur noch mit Intuition weiter. Emotionen und persönliche Motive mischen sich ein. Da wird wirklich Wichtiges entschieden.

Und es wird Amélie, wie bei allen Menschen, meist erst lange nach der unbewussten Entscheidung bewusst. Und das passiert ihr in ihrem beruflichen und privaten Alltag öfter, als ihr klar ist.

Wenn Amélie auf ihren Bauch hört, dann muss sie sich eingestehen, dass sie sich schon längst vor der anstrengenden

Recherche entschieden hat. Und zwar schon Wochen zuvor, als sie die Werbung für das wunderschöne Auto in einer Zeitschrift sah. Ein richtiges Frauenauto! Die Idee, dass ihr jetziges Auto zu alt und nicht mehr zu ihr passt, ist ein Alibi. Nun, es dauerte einige Wochen, und jetzt ist es so weit: Sie will es. Das Unterbewusste will es. Jetzt gibt es noch einen Dopaminschub. Sie sieht sich schon in diesem Auto, sie kann es fühlen, sie fährt schon damit …

Was verhindert Intuition?

Zum einen die Betafrequenz des Alltagsverstandes: Betawellen treten im normalen Wachzustand, im sogenannten Alltag, auf, wenn der Fokus auf die äußere Welt gerichtet ist oder wenn man sich mit konkreten Aufgaben beschäftigt, dominiert Beta. Betawellen stehen für Konzentration und Kognition. Mittleres Beta ist entspannte Aufmerksamkeit, gut für das Training mit antriebsarmen Menschen (ADD) und Leistungssport. Hohes Beta bedeutet Stress, Hektik und Sorge. Ein sehr hoher Anteil an Betawellen steht in Verbindung mit einem erhöhten Ausstoß von Stresshormonen.

Intuition braucht die Lücke, eine Stille, und daher kann man mit NEURO-TUNING, wenn das Gehirn auf Theta gebracht wurde, Zugang zur Intuition finden und auf die Stimme des Unbewussten lauschen. Die Thetafrequenz ist durch NEURO-TUNING leicht zu erreichen – sowohl bei sich selbst als auch bei anderen.

Unsere Konditionierung oder unser Lebenstraining ist, mit Ausnahme weniger Kulturen, darauf ausgerichtet, rational zu denken, überlegt zu handeln, vernünftig zu sein. Selbst wenn man erlebt hat, welche Ekstase einen bei unvernünftigen Handlungen überkam und welche Freude sie bieten können, ignorieren die meisten Menschen intuitive Hinweise. Kommt dann noch ein starres Sicherheitsdenken hinzu, ist intuitives Leben unmöglich.

Alltägliche Entscheidungen, etwa welche Butter man kaufen oder an welcher Tankstelle man tanken soll, brauchen keine langwierige Innenschau. Da muss man das Unterbewusstsein nicht bemühen, auch wenn es eine sehr viel höhere Kapazität hat, viele Informationen zu integrieren und zu einer besseren Entscheidung zu gelangen. Bei dem Kauf der Butter genügen nur wenige Informationen – Fettgehalt, Streichfähigkeit, salzig oder süß, Preis. Na, vielleicht noch der Hersteller.

Man kann die Kraft des Unterbewusstseins gezielt für sich einsetzen, nicht nur, um zu besseren Entscheidungen zu kommen, sondern auch, um sich zufriedener zu fühlen. Das folgende Beispiel zeigt, wie man dabei vorgehen kann:

Man beschäftigt sich einige Minuten intensiv mit einem Thema, beispielsweise welche die beste Wohnung aus einer Auswahl von zehn möglichen wäre, die man demnächst mieten möchte.

Dann wechselt man zu einem Rätsel, am besten einem Anagrammrätsel. Das sieht so aus:

Welcher Politiker wird hier gesucht? Bamoa Karab

Während dieser Rätselphase können die unbewussten Denkprozesse weiter an der Wohnungsentscheidung arbeiten.

Die Lösung: Barak Obama

Nun wieder zurück zur Wohnungsentscheidung. Welche Wahl wird getroffen?

In Tests haben Probanden mit dieser Vorgehensweise in zwei Dritteln der Fälle die beste Wahl getroffen. Probanden, die reiflich überlegten, ohne zu rätseln, trafen in einem Drittel der Fälle die beste Wahl. Bei Spontanentscheidern lag der Anteil bei unter einem Fünftel.

Eine Entscheidung über eine komplizierte Sache treffen – die Absicherungsstrategie

1. Vorbereitung – ausgiebiges Beschäftigen mit und Sammeln von Informationen. Lösungen erwägen. Prüfen von finanziellen, gesundheitlichen, moralischen, systemischen (wer wird davon wie betroffen) Faktoren.
2. Loslassen und nicht beachten. Das Thema wird nicht beachtet. Eine Nacht vergehen lassen.
3. An einem anderen Ort noch einmal das Thema behandeln.
4. Wenn jetzt keine Lösung gekommen ist, noch eine Nacht vergehen lassen.
5. Intuition meldet sich. Lösung kommt von allein, plötzlich ist klar, was zu tun ist.
6. Überprüfung der intuitiv gefundenen Lösung auf mögliche Überschreitungen der finanziellen, gesundheitlichen, moralischen, systemischen (Familie, Gruppe etc.) Grenzen.

Intuition abrufen

Basissequenz

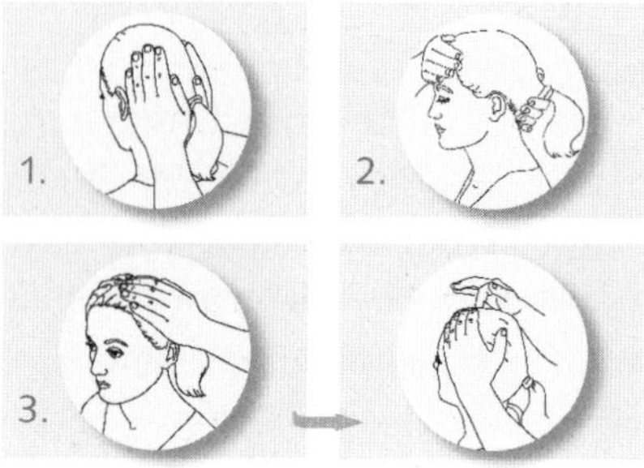

Fontanelle halten

Die Aufmerksamkeit auf die Lücke beim Aus- und Einatmen lenken.

Dadurch kommt es zu einer weiteren Stufe der Beruhigung und Entspannung. So kann das Lauschen auf Hinweise des Unterbewussten eher gelingen. Intuition kommt nicht mit starken Emotionen, ist nicht ermahnend, nicht urteilend, nicht mit starken Körperreaktionen verbunden.

Nun kann nach einem Thema, Konflikt, Problem gefragt werden.

- »Was ist für Sie stimmig bezüglich …?«
- »Wie möchten Sie Ihr Leben gestalten?«
- »Was fehlt Ihnen?«
- »Wie könnten Sie Ihren Körper besser behandeln?«
- »Wer passt zu Ihnen?«
- »Wo möchten Sie leben?«
- »Für was oder wen wollen Sie sich entscheiden?«
- »Gibt es noch etwas ganz anderes als …?«

- »Was ist das Wichtigste bezüglich … für Sie?«
- »Was Sie über … wissen, ist …« (Fernwahrnehmung einer Person)

Geleitete Fantasiereisen oder Imaginationen erleichtern es, die Botschaften des Unterbewussten abzurufen. Dazu nun Beispiele – Sie müssen den Text langsam mit gleichbleibender Stimmfarbe vorsprechen. Varianten oder Veränderungen können entsprechend der Situation des Klienten verändert werden.

Für den Klienten ist es bequemer, die Anwendung im Liegen auf einem Massagetisch oder Ähnlichem durchzuführen, als sich aufrecht halten zu müssen. Und für den Coach ebenfalls, da er sich hinter den Kopf des Klienten setzen kann und seine Arme nicht zu sehr ermüden.

Imaginationsbeispiel – Intuition abrufen

- Basissequenz

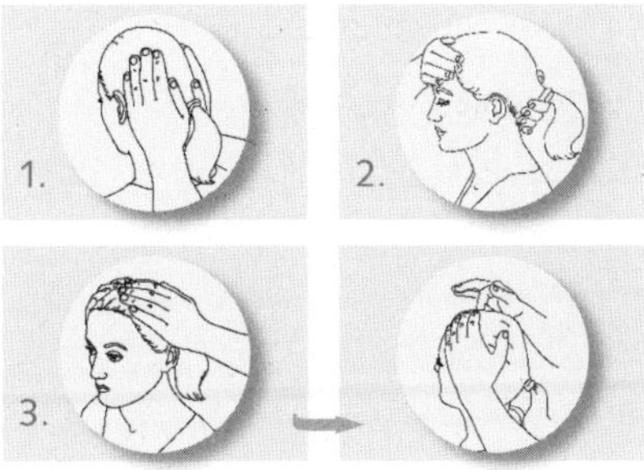

- Beidseitiges Halten von Zone 3 für 2 Minuten
- Fantasiereise beginnen

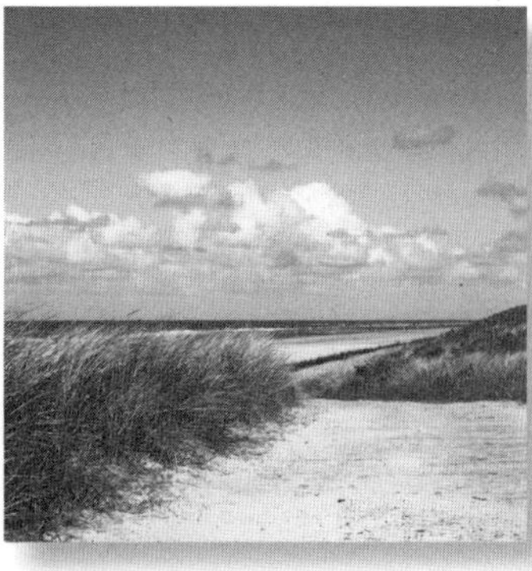

»Wir machen jetzt eine Reise …
Sie waren schon einmal am Meer?
Dann machen wir jetzt einmal einen Gang zum Strand …
Der Strand liegt hinter einigen Dünen, und Sie gehen langsam in Richtung der Dünen …
Vielleicht nehmen Sie jetzt den Duft von Pinien oder Zypressen wahr …
Da ist ein zarter Duft von Wasser oder Meer in der Luft …
Ihre nackten Füße spüren den Sand oder sandigen Boden …
Das leise Plätschern des Wassers, die Brandung der Wellen ist schon hörbar …
Wind streift durch Ihr Haar … fährt über Ihre Haut …
Es ist, als würden Sie schon das Salz des Meeres auf Ihren Lippen schmecken …
Die Sonne scheint warm und angenehm …
Da sind vielleicht Stimmen von Kindern in der Nähe …
Ein schwaches Motorbootgeräusch kommt näher und entfernt sich wieder …
Sie gehen durch Büsche immer näher zum Strand …
Vor Ihnen sind einige kleine Dünen …
Ohne sich anzustrengen, gehen Sie über die erste,
dann die zweite,
die dritte,
die vierte,
die fünfte,
die sechste
und schließlich die siebte …
Vor Ihnen ist der Strand …
Es ist ein langer weißer Strand …

Und da sind keine Menschen in der Richtung, in die Sie gehen …
Entspannt gehen Sie auf dem angenehm warmen Sand …
Der Sand wird etwas nasser, wenn Sie dem Wasser näher kommen …
Hier und da liegen vielleicht Muscheln …
Und jetzt sehen Sie von Weitem etwas in den Sand geschrieben …
Sie kommen näher, es steht auf dem Kopf, und so müssen Sie herumgehen, um es lesen zu können …
Da steht geschrieben, was Sie in Ihrem Leben jetzt wirklich brauchen …

Was empfinden Sie jetzt, wo Sie lesen, was Sie wirklich brauchen, das Allerwichtigste?
Wie werden Sie sich fühlen, wenn es so ist?
Wie fühlt sich Ihr Körper an?

Lesen Sie es noch einmal gut, um sich später daran zu erinnern …
Prägen Sie es sich gut ein …
Verbinden Sie das Wort oder den Satz mit einem Begriff von dieser Erfahrung vom Strand, einer Muschel, dem Rauschen der Wellen oder dem Ruf einer Möwe, die über Ihnen fliegt …

Und wenn Sie diese Botschaft mit einem Bild oder Geräusch oder Körpergefühl verbunden haben, was Sie immer an diese Worte oder das eine Wort erinnert, gehen Sie langsam vom Strand wieder zurück zu den Dünen …
Werfen Sie noch einen letzten Blick zurück zum Strand, zu den Wellen, zur See …

Und gehen Sie jetzt durch die Dünen zurück durch die Büsche
und unter den wohlriechenden Bäumen auf dem warmen Sand,
und wenn ich jetzt von sieben bis eins zähle, werden Sie wieder hier sein
und tief durchatmen ...«

****

Der weitere Verlauf ist situativ individuell, ob man das NEUROTUNING damit beendet und den Klienten noch einige Minuten mit seinem inneren Erleben allein lässt – was ich immer so gestalte.

Sollte es nötig sein, kann noch die Erlaubens- oder Wahlsequenz durchgeführt werden.

- »Ich erlaube mir, ... zu erleben.«
- »Ich wähle, genau so ... zu sein.«
- »Ich bin bereit, ... zu erfahren.«

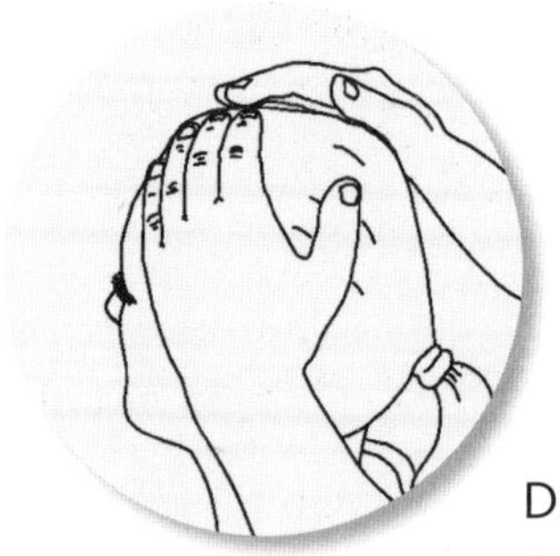

Dabei bleiben beide Hände auf Zone 3, und ein Finger tippt an den Fontanellenpunkt, der Anwender oder Klient spricht die Sätze drei Mal laut aus.

Die Intuition mag uns sagen, dass irgendetwas im Leben nicht oder gar nicht stimmt. Da ist so ein Bauchgefühl. Wir meinen, eine Erkenntnis zu brauchen, was das sei und was man ändern möchte. Vielleicht von jemandem, der uns die Lösung aufzeigt und wie wir dahin kommen.

Wir wissen aber alles intuitiv, was es ist und was man tun müsste. Wenn da nicht eine Umsetzungsschwäche oder -blockade wäre. Da sind das alte Denken, Ängste, Befürchtungen. Wir könnten etwas verlieren oder Fehler machen. Ein berechnendes Kalkül sperrt die Umsetzung.

So gilt es zu visualisieren, wie es bei einem anderen Denken oder Verhalten aussehen würde. Das ähnelt der Anwendung auf Seite 101.

Zukünftiges Verhalten

- Basissequenz

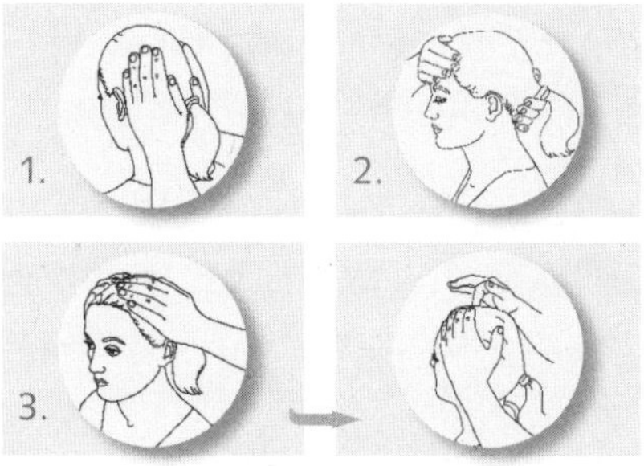

- Beidseitiges Halten von Zone 3, leichtes Tippen mit einem Finger auf den Fontanellenpunkt

  Der Klient schließt die Augen und visualisiert, wie er in zukünftigen Situationen anders handelt. Es werden alle Sinneswahrnehmungen und begleitenden Gedanken und Gefühle beschrieben.

Zone loslassen

Der Klient öffnet wieder die Augen und atmet einige Male tief durch.

Die Befindlichkeit des Klienten abfragen und erörtern, was noch an der Situation geändert werden könnte. Was fehlt noch, was ist zu viel? Welche Ängste oder Befürchtungen sind noch vorhanden? Wen brauche ich dafür, wen brauche ich nicht mehr?

Wenn der letzte Teil der Anwendung mehrfach durchgespielt wird, kann noch ein Feintuning erfolgen. Und mit jeder Wiederholung kommt es zu einer plastischen Abbildung der Handlungen im Gehirn und somit zu einer Betriebsanleitung für zukünftiges Handeln.

Mit jedem Erfolg stärken der Klient und der Coach seinen Selbstwert, und beide erfahren sich selbstsicherer mit der Methode und bekommen generell mehr Vertrauen. So sagte schon Johannes Kepler: »Immer steigt im Geist ein großes Vertrauen und starke Zuversicht auf, wenn eine Ordnung erkennbar ist.«

****

Mit der *Zeit* hat die Intuition ein schwieriges Verhältnis, denn Zeit kann nicht gefühlt werden im Gegensatz zur Hitze – im Hochsommer am See liegend. Zeit ist relativ und wird verzerrt. In der Jugend vergeht sie schnell, weil viele neue Eindrücke auf das Gehirn einstürmen und vernetzt werden wollen. Im Alter vergeht sie mal sehr langsam, weil es nicht mehr so viel Neues gibt. Es wurde schon so viel verarbeitet, und was wiederholt geschieht, verliert an Reiz. Anspannung, Spannung, Aufmerksamkeit und Angst verlängern die subjektive Zeit.

Wenn die Zeiteinschätzung auf den momentanen Ablauf eines Ereignisses gerichtet ist, ist es, als würde man durch einen neuen Ort fahren, den man entdecken möchte, oder im Rückblick auf die Vergangenheit ist es, als würde man sich daran erinnern, was man an diesem Tag in dem Ort erlebt hat.

Das Gehirn empfängt mehr als eine Million Sinneseindrücke in der Sekunde, doch nur sehr wenig davon wird bewusst – sonst wären wir hoffnungslos überfordert. Und das, was bewusst wird, ist bereits stark überarbeitet oder weiterverarbeitet. Es wird gefiltert, retuschiert, radiert und auch völlig frei erfunden. Intuitive Entscheidungen können sehr schnell getroffen werden, da das Unterbewusstsein schnell arbeitet, haben aber auch den Nachteil, dass sie auf völlig unrealistischen Annahmen basieren. Wenn Intuition und Logik zusammenwirken, ist das Resultat meistens optimaler.

Das Gehirn hat sich im Laufe seiner Entwicklung nicht sonderlich gut dahin entwickelt, genaue Entscheidungen über zeitliche Reihenfolgen von äußeren Geschehen treffen zu können.

Teenagers Gehirn

Sosehr sich Eltern auch anstrengen mögen, dass ihre Pubertierenden »vernünftig« und »gesittet« und »ausgeglichen« werden – das Gehirn, mit dem sie reden, ist dafür noch nicht bereit. Das liegt an den Umbauten, die bis Mitte zwanzig andauern. Bis dahin sind die Pubertierenden unbeherrscht, übermotional, übersensibel, unberechenbar – eben schwierig: emotionale Ausbrüche, Interessenlosigkeit, Empfindsamkeit für die Meinung ihrer Gruppe oder Gleichaltrigen, Aufbrausen und Lethargie.

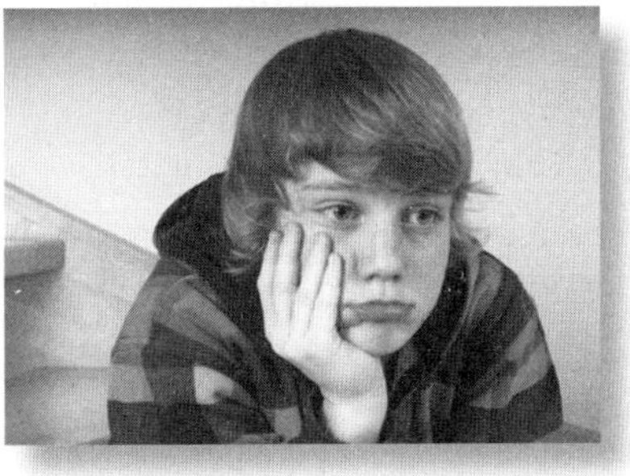

Was geschieht da im Gehirn? Nachdem das Kleinhirn, das für die Bewegung, Koordination der Bewegung, musische und mathematische Fähigkeiten zuständig ist, als erstes Gehirn ausgebildet ist, entwickelt es sich in der frühen Pubertät rasant.

- Der Balken, der rechte und linke Hemisphäre verbindet und komplexes Denken ermöglicht, verdickt sich in der frühen Pubertät.

- Die Basalganglien, die für Bewegungssteuerung, Mimik und Lautbildung zuständig sind, sind auch im Aufbau.

- Der Mandelkern/die Amygdala, mit dem wir uns ja schon beschäftigt haben, steuert die Gefühle in Verbindung mit dem limbischen System. Da der präfrontale Kortex, die

Steuerzentrale für Planung, Vernunft, Motivation, das Abwägen von Konsequenzen, die Hemmung überschießender Gefühle, die gedankliche Kontrolle, noch nicht voll entwickelt ist, kann der Pubertierende zu abrupten starken Gefühlsausbrüchen neigen. Er kann sie nicht kontrollieren, denn das Kontrollsystem ist noch nicht ausgereift.

Das Belohnungssystem, das uns Erwachsene mit dem Glückshormon Dopamin bei Erfolg oder Gewinn versorgt, ist bei den Teenagern noch nicht ausgeglichen. Sie übertreiben Handlungen, auch sehr riskante, und werden so mit Dopamin »belohnt« – manchmal in Kauf nehmend, verletzt zu werden.

Andererseits verfallen sie in Antriebslosigkeit und können auch mal ein Wochenende im Bett verbringen – sie brauchen eben viel Schlaf. Die ihnen von der Gesellschaft diktierte Anwesenheit in der Schule oder am Arbeitsplatz ab 8 Uhr ist kontraproduktiv für ihre Entwicklung.

Geduld ist auch nicht ihr Fall, denn die Aussicht auf einen Dopaminschub zu einem späteren Zeitpunkt macht das Gehirn noch nicht mit. Es geht um das Glücksgefühl jetzt.

Und dann ist da noch die Sache mit den Hormonen: Sie sind nicht die Bösen, die das Ganze so kompliziert machen. Sie sind Teil der Entwicklung, wenn die Hirnanhangdrüse Sexualhormone ausschüttet. Nun wird aus dem Kind, mit dem man spielte, ein Junge oder ein Mädchen.

Gleichzeitig ist es eine Zeit, in der sich die intellektuellen Fähigkeiten zu steigern beginnen, wo Jugendliche sehr unvoreingenommen an Dinge herangehen und untersuchen, wobei sie sich nicht durch einen Katalog von gesellschaftlichen Tabus oder Normen davon abhalten lassen.

Insgesamt findet eine große Veränderung statt, und Eltern können die Teenies einfach nur weiterlieben und wertschätzen, aber nicht versuchen, den Umbauten im Gehirn entgegenzutreten.

Da Teenager in diesem Alter nicht mehr gerne von den Eltern »behandelt« werden wollen, ist es fraglich, ob das NEURO-TUNING ihnen angeboten werden soll. Wenn sie doch mitmachen, dann lassen wir uns überraschen, was sich dabei zeigt oder passiert.

Es kam schon mal vor, dass ein Teenager meinte, er hätte jetzt wieder »eine Ordnung im Kopf«. Vielleicht sollten die Eltern zu ihrer Entspannung NEURO-TUNING bei sich selbst anwenden.

Albträume besänftigen – Schlafstörungen lindern

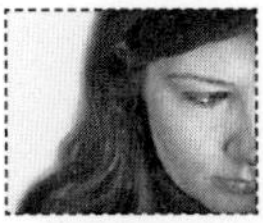

Die Lokomotive rast mit hoher Geschwindigkeit auf ihn zu. Zwei Scheinwerfer leuchten gelblich in das Dunkel. Die Lokomotive ist schwarz, sehr schwarz, und sehr groß, viel größer als die üblichen Lokomotiven, die man im Bahnhof stehen sieht. Er kann das Vibrieren des Bodens spüren und hört den Lärm der Maschine und das Kreischen der Räder, die an den Schienen schleifen ... Er möchte sich wegbewegen, doch die Beine machen einfach nicht mit. Warum kann er nicht weglaufen, das geht doch sonst so einfach? Er ist wie gelähmt am ganzen Körper. Und die Lokomotive kommt immer näher, wird lauter und größer und größer. Jetzt ist sie nur noch wenige Meter vor ihm. Sie wird ihn gleich erreichen und ...

Er hört sich schreien, und sein Körper bäumt sich auf, schweißgebadet – in seinem Bett. Diesen Traum hat Amélies Freund in letzter Zeit öfters.

Albträume haben Erwachsene und Kinder. Etwa 3 Prozent der Bevölkerung kennen furchterregende oder ängstigende Traumsequenzen, die so stark sein können, dass die Betroffenen davon aufwachen. Die Inhalte der Träume sind lebensbedrohlich oder stellen eine Gefährdung des Körpers oder psychische Beeinträchtigungen wie Demütigung und Verlust des Selbstwerts dar, auch wenn nichts dergleichen in der Vergangenheit »wirklich« geschehen ist.

Diese Träume wiederholen sich über einen längeren Zeitraum und sind vom Inhalt gleich oder sehr ähnlich.

Sollte der Betroffene traumatisiert worden sein und das Trauma wiederholt geträumt werden, ist eine Behandlung des Traumas eine unumgängliche Maßnahme.

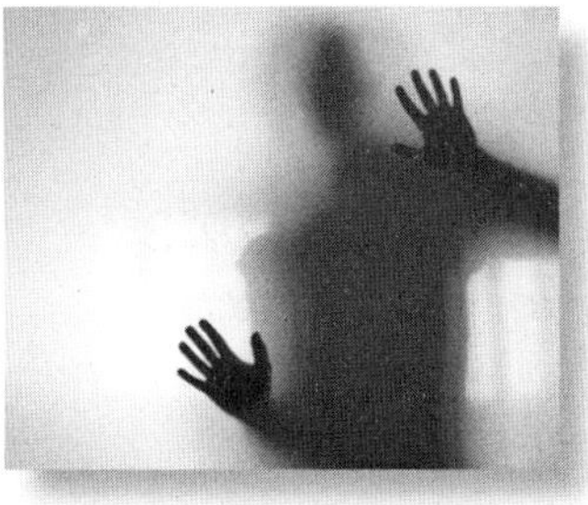

Damit nicht genug, mit Schrecken und möglicherweise schreiend aufzuwachen, es kommt zu Schlafunterbrechungen und/oder Angst vor dem Einschlafen. Generell fühlt sich der Betroffene gestresst und ängstlich.

Durch Imaginieren kann der Klient unter Anleitung des Coachs oder Therapeuten das NEURO-TUNING effizient nutzen, um den Inhalt des Traumes einerseits schrittweise zu verändern und andererseits die Angst vor dem Schlafen zu reduzieren und schließlich aufzulösen. Der Traum kann wieder einsetzen, jedoch bleibt er in den meisten Fällen nach einer Weile ganz aus, vor allem dann, wenn der Klient das NEURO-TUNING vor dem Schlafen anwendet.

Anwendung bei einem Klienten

Basissequenz

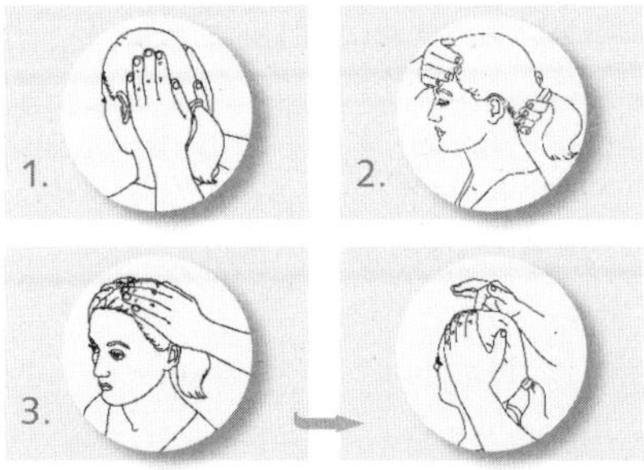

- Zone 1 und 2 halten

- Zone 3 halten und sanfte Berührung des Fontanellenpunktes

  Der Klient wird ermuntert, den Albtraum (er wird meistens detailliert beschrieben) zu erzählen. Wenn der Klient auf der Thetafrequenz ist, ist meistens keine Alarmfunktion der Amygdala mehr festzustellen.

- Albtraum weitererzählen lassen. Pausen zwischen den einzelnen Szenen des Traumes sind wichtig. Fragen nach der Belastung stellen. Stellt sich keine Belastung oder Beunruhigung ein, könnte dieser Schritt schon den Schrecken des Traumes genommen haben.

Mittels NEURO-TUNING können die Inhalte der Albträume meistens sehr viel freier berichtet werden, was das erste Ziel ist. Mit wiederholtem entspanntem Erzählen verliert das Geträumte an Einfluss.

- Sitzung ausklingen lassen mit Halten des Fontanellenpunktes

Alternativ kann in dem nächsten Schritt der Trauminhalt verändert werden.

- Kurzer Wechsel zu Zone 1 und 2

Zone 3 halten und sanfte Berührung des Fontanellenpunktes

Die Albtraumveränderung. Lassen Sie den Klienten den Albtraum so verändern, dass er keine Angst und Panik auslösen kann. So kann aus dem großen schwarzen Mann langsam ein kleiner Kobold oder ein gähnender Abgrund langsam aufgefüllt werden, über den man ganz leicht springen kann. Es braucht auch nur einen Schritt, und man ist darüber weg.

Alles Bedrohliche kann verändert werden, sodass es wie ein Film ist, den man sich anschaut. Ziel ist, dass der Albtraum entweder aufhört, seltener auftritt oder an Bedeutung verliert.

Gegebenenfalls kann auch die Angst vor dem Einschlafen durch die Imagination eines leichten Übergangs vom Wachen zum Schlafen behandelt werden.

Abschluss: Zone 1 halten und einen Finger auf den Stirnpunkt

Der Klient oder Selbstanwender spricht die Erlaubnis oder Wahl aus, ab jetzt nachts durchzuschlafen. Oder es wird gewählt, dass dieser Traum ab jetzt keine Angst mehr macht oder der Traum nicht mehr gebraucht wird.

Für Selbstanwender ist es selten möglich, die Trauminhalte zu verändern. Es gibt dennoch die Möglichkeit, das NEURO-TUNING vor dem Schlafen durchzuführen, damit das Einschlafen wieder leichterfällt. Des Weiteren kann man auch Imaginationen üben, wie ein- und durchgeschlafen wird.

Schlafstörungen und Albträume bei Kindern

Bei Kleinkindern und Kindern bis zum 5. Lebensjahr (danach treten die nachgenannten Episoden nicht mehr auf) können Schlafstörungen auftreten. Kommt es nur gelegentlich zu Nachtschreck, Albträumen, Zähneknirschen (sofern schon Zähne dafür da sind) und Schlafwandeln, ist das nichts Besonderes.

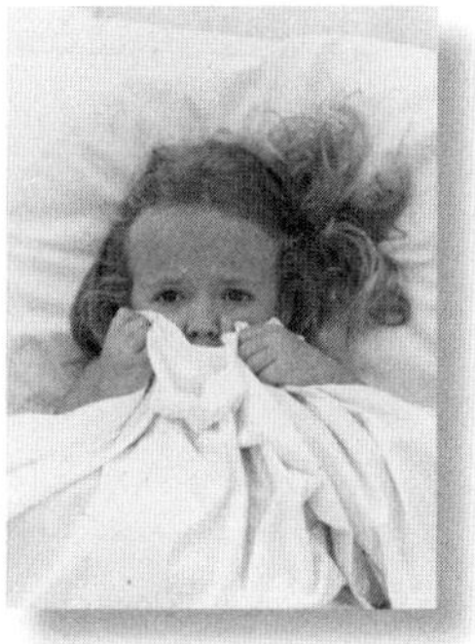

Der sogenannte Nachtschreck tritt zumeist am Ende der Tiefschlafphase auf, steht also nicht in Verbindung mit schlimmen Träumen. Albträume bei Kindern geschehen, weil das kindliche Gehirn tagsüber von nicht verarbeitbaren Situationen überflutet wurde oder diese nicht gänzlich einordnen konnte.

Eine Unterscheidung von Realität und Traum ist in dieser Lebensphase nicht ganz möglich. Nur wenn die Schlafstörungen häufig auftreten und die Schlafqualität deutlich mindern, sollten die Eltern etwas unternehmen.

Bei Kindern reichen ja kleinste ungelöste Konflikte mit Geschwistern, Freunden oder Eltern sowie äußerliche Veränderungen, den Schlaf zu stören. Da schreit der Vater die Mutter an; die Geschwister prügeln sich; der Freund läuft schneller; die Freundin sieht besser aus; ein Monster fraß Menschen im Film; der Lehrer sagte, dass aus dem Kind sowieso nichts wird; das Kind erschrak so sehr, als der Ball über den Zaun flog; der Nachbar schaute es so böse an …

Nervösen, aufgeregten Kindern kann NEURO-TUNING Entspannung und innere Ruhe geben – der Körper entspannt sich, der Verstand wird ruhiger. Das abendliche Ritual kann mit der Frage weitergehen: »Willst du mir die guten und schlechten Dinge und Gedanken von heute erzählen?«

Während das Kind erzählt, kann man die Zonen 1 und 2 halten oder Zone 1 halten und sanft an den Fontanellenpunkt tippen. Das hilft dem Kind, das Erzählen fortzusetzen und nicht bei einem Thema zu bleiben, und löst gleichzeitig mögliche psychisch-energetische Blockaden.

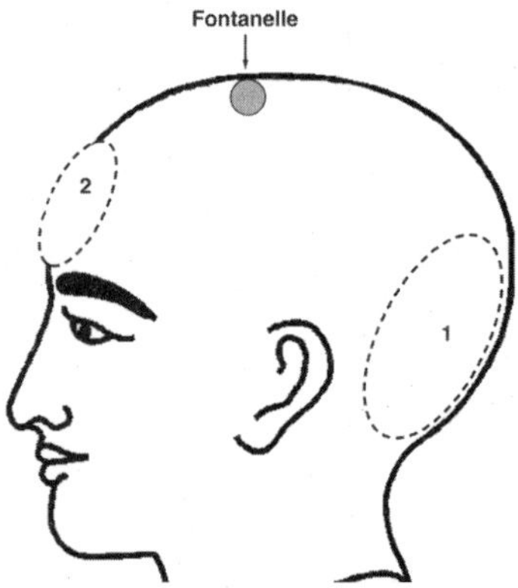

Während des Erzählens wird ein Vorfall noch einmal verarbeitet und vielleicht anders gesehen oder beurteilt. Dann muss das nicht in den Träumen erledigt werden. Zumindest wird der Einfluss eines Erlebens dadurch geringer.

Es können auch Vorfälle oder Inhalte verarbeitet werden, die Kinder von ihren Eltern oder Geschwistern oder aus TV-Sendungen aufgenommen haben, aber nicht ihre Themen sind.

Und doch können sie derart in dem kindlichen Energiesystem und der Psyche aufgenommen werden, als ob es ihre Erfahrungen sind. Viel, viel später machen wir uns dann als Erwachsene mühsam daran, Phobien, Ängste, Scheu, Schuld, Traurigkeit etc. loswerden zu wollen, können aber keine Ursache finden.

Eltern können verhindern, dass sich der emotionale und mentale Müllbeutel füllt und die Selbstsicherheit geschwächt wird, indem sie mit den heftigsten Vorfällen gleich einmal NEURO-TUNING machen.

Verlässliche oder trügerische Erinnerungen

Manche Klienten können auf sehr frühe Erinnerungen zurückgreifen und von ihrem Erleben berichten – das kann sehr hilfreich sein, um daraus entstandene Störungen zu verstehen und die Auswirkungen zu lindern oder Symptome ausklingen zu lassen.

Doch kann das Gehirn erst relativ spät Erlebnisse oder Erfahrungen als innere Bilder erinnern. Dann braucht es auch noch eine Sprache, die von den anderen verstanden wird, um sie mitzuteilen – und diese Sprache entwickelt sich nun einmal viel später. Die Erfahrungen – auch die als Embryo – sind zwar im Gedächtnis der Zellen, einiger Organe und Hirnbereiche gespeichert, doch nicht verbalisierbar. So können sich Erlebnisse nur durch den Körper ausdrücken.

Da nicht alle Hirnbereiche bei der Geburt voll entwickelt sind und in den ersten Jahren tief greifende Reorganisationsarbeiten im Gehirn stattfinden, gehen viele Erinnerungen – verbalisierbare Erinnerungen – verloren, und so können innere Bilder später nur als Fragmente oder vage Bilder abgerufen werden.

Das autobiografische Gedächtnis enthält die persönliche, subjektiv erlebte Lebensgeschichte. Es entsteht im Alter von etwa drei Jahren, wenn ein Kind eine Vorstellung von seinem Selbst zu entwickeln beginnt oder, anders ausgedrückt, wenn das *Ich* entwickelt ist und von *I*ch geredet wird. Aus dem vorherigen »Hunger haben« ist »Ich habe Hunger« geworden. Dann habe *ich* das erlebt.

Die Erinnerungen an die Lebensgeschichte prägen die Persönlichkeit und formen die Identität, doch nicht die Ereignisse sind bedeutsam, sondern die erlebten Gefühle. Je stärker das empfundene Gefühl, desto eher kommt die Erinnerung in das Langzeitgedächtnis.

Licht ins Dunkel bringen bei Depression

Wenn von Depression die Rede ist, dann ist zuerst einmal zu unterscheiden, ob es sich um eine psychogene oder psychoreaktive Depression handelt, die auch neurotische Depression genannt wird, oder um eine endogene Depression. Die sehr vereinfachten Unterschiede sind, dass die neurotische Depression die Folge eines nicht gelösten Konflikts in der Kindheit ist und die Betroffenen spät oder schlecht einschlafen, dafür am Morgen müde sind und einen langen Morgenschlaf erleben.

Die endogenen Depressionen haben ihre Ursachen in hirnorganischen Störungen oder Krankheiten, die Betroffenen haben einen schlechten Schlaf und wachen früh auf – das sogenannte »Morgengrauen« oder »Morgentief«, da sie einen weiteren entmutigenden Tag des Gedrücktseins und der Hilflosigkeit vor sich haben.

Um NEURO-TUNING bei der neurotischen Depression anzuwenden, sollten einige Hinweise auf deren Merkmale beachtet werden. Die Zahl der Betroffenen ist nicht unerheblich: Etwa 5 bis 7 Prozent der Bevölkerung leiden an einer neurotischen Depression, wobei Frauen stärker vertreten sind als Männer. Und bei Klienten, die sich einer Psychotherapie unterziehen, sind es 10 bis 20 Prozent.

- depressive Verstimmung und Gedrücktheit
- Grübeln
- Traurigkeit
- Freudlosigkeit

- Lustlosigkeit
- Antriebslosigkeit
- Selbstwertproblematik (nichts wert sein)
- Hilf- und Hoffnungslosigkeit
- Gefühllosigkeit
- Abhängigkeitstendenz an als stark erlebte Objekte
- Interessenverlust
- Angst vor Ablehnung
- Angst vor Verlassenwerden
- Angst vor Verlust
- Hemmungen
- Schuldgefühle
- Suizidalität

Oft auftretende körperliche Symptome:

- Appetitverlust
- flache Atmung
- Enge oder Druck im Brustkorb
- Sehstörungen
- Lichtüberempfindlichkeit
- Schlafstörungen
- nächtliches Erwachen
- Albträume
- Herzbeschwerden
- Stechen im Herzen, Brennen oder Druck
- Herzklopfen, Herzrasen
- Ohrgeräusche (ähnlich Tinnitus)
- schlechtes Hörvermögen
- Schwindelanfälle
- Verspannungen im Schulter- oder Nackenbereich

- Magen-Darm-Beschwerden
- Störungen des vegetativen Nervensystems
- schwache oder fehlende Libido

Diese Symptome einer Depression müssen bei den Betroffenen nicht gleichzeitig auftreten. Auch die Stärke der Störungen kann sich verändern, und sie können zeitweilig wieder ausbleiben und wieder auftauchen.

Erleben und Ursachen

Das Erleben ist überwiegend ein depressives mit den Merkmalen Verstimmung und »Gehemmtheit«. Es gibt kein psychotisches Erleben (Wahnvorstellungen).

Die depressiv neurotische Entwicklung beginnt in der sehr frühen Kindheit (0 bis 2 Jahre). Abhängigkeits- und Trennungsangst sind bestimmend. Schon die Befürchtung von Liebesverlust und Trennung bedeutet eine tief greifende Kränkung.

Dabei entstehen aggressive Regungen dem Menschen gegenüber, der für das Kind unverzichtbar ist. Da der depressiv Neurotische diese Aggressionen gegen den anderen nicht ertragen kann, wendet er sie gegen sich selbst: Selbstvorwürfe, Selbstmordimpulse.

Der Konflikt des neurotisch Depressiven besteht aus der Ambivalenz von starken Abhängigkeitsbedürfnissen und uneingestandener Aggression.

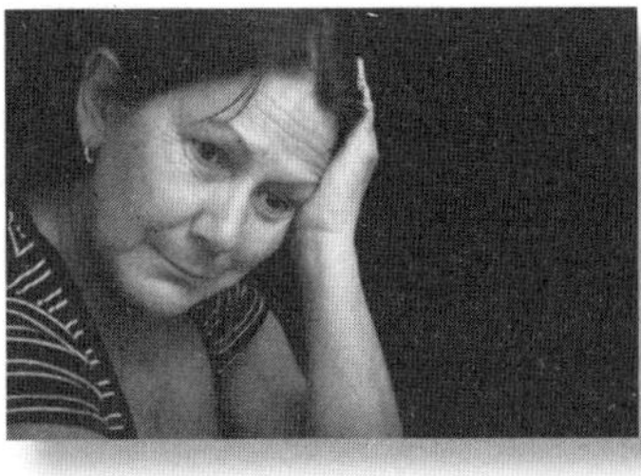

Die meisten psychischen Störungen wie zum Beispiel die Depression sind nicht rein psychische Ereignisse, vielmehr werden sie von körperlichen Symptomen begleitet.

Der Verlauf oder das Ausweiten der Störung kann verschieden sein: Körperliche Störungen wie Schlafstörungen erzeugen emotionale Störungen wie Antriebslosigkeit und diese wiederum andere körperliche Störungen und diese soziale Behinderungen wie Rückzug von Freunden oder Nachteile am Arbeitsplatz durch Leistungsminderung, die wiederum emotionale Störungen verstärken können usw.

Wichtig ist, und das kann mittels NEURO-TUNING-Intervention korrigiert werden, dass bei den Betroffenen gewöhnlich eine Annahme über sich selbst vorausgeht – man glaubt, einer bedrohlichen Situation ausgeliefert zu sein, die man nicht bewältigen kann, was »erlernte Hilflosigkeit« genannt wird. Das heißt, man hat seine Ressourcen vergessen oder vertraut seiner Selbstwirksamkeit (Kraft, Ausdauer, Kompetenz) nicht oder nicht mehr.

Die erlernte oder übernommene Hilflosigkeit oder Ohnmacht entstand in einer oder mehreren Situationen, die der Betroffene nicht handhaben konnte – klar, das kleine Kind hat noch keine Erfahrung mit dem Umgang mit bedrohlichen oder schmerzlichen Situationen. So wirken diese Erinnerungen nach und geben Handlungsanleitungen für das Leben.

Häufiger sind jedoch übernommene Rollenbilder, Haltungen, Anschauungen und Verhalten von den in dieser Lebensphase wichtigen Bezugspersonen oder idealisierten Personen. Sehr raffiniert und Angst mindernd ist das Verbünden mit einer dominant erlebten Bezugsperson, um die bedrohliche Überlegenheit durch Gleichartigkeit zu mildern.

Die Hilflosigkeit kann noch verstärkt werden durch erlernte oder übernommene negative Erwartungen oder Überzeugungen. Die Bedrohung durch die Hilflosigkeit breitet sich im Gehirn aus, und sofort meldet die Amygdala Gefahr und verlangt nach einer überlebenswichtigen Stressbereitschaft des Körpers, was zu massiven Störungen des Organismus führen kann, da die Annahme einer Bedrohung nicht widerlegt wird.

Durch die Rückmeldung des Körpers an das Gehirn, das limbische System und den präfrontalen Kortex (NEURO-TUNING-Zone 2), wird damit wiederum Gefahr gemeldet, und es entsteht abermals Stress. Die Betroffenen können den Prozess nicht mehr bewusst oder willentlich anhalten.

Generell kann oder soll mit NEURO-TUNING wie mit jeder anderen Methode oder Strategie hinterfragt und korrigiert werden:

- die negative Interpretation des Erlebens
- die gestörte Beziehung zu sich selbst und/oder seine Umwelt/Umfeld
- die missdeuteten Signale oder Rückmeldungen des Umfelds und seines Körpers

Das »Wie« richtet sich nach den kognitiven Möglichkeiten des Klienten und darf ihn nicht überfordern. Möglicherweise braucht es mehrere kleine Schritte, bis das Dunkel dem Licht weicht.

Wie durch Studien belegt wird, verstärken sich Depressionen durch das bei den Betroffenen oftmals auftretende Grübeln über negative Ereignisse, die eintreten könnten – und dann auch wirklich eintreten. Damit gerät der Grübelnde in die Falle einer selektiven Beachtung negativer Reize. Das heißt, Körpersymptome oder Emotionen werden argwöhnisch beobachtet und als Beweis für eine Verschlechterung oder ein Wiederaufleben eines negativen, stressenden Zustands geführt.

Das Ziel des Grübelns – besonders bei Depressiven –, mehr Einsicht in die Situation zu bekommen und sie möglicherweise selbst lösen zu können, führt zu mehr und mehr Grübeln und verstärkt die Hilflosigkeit und die Verzweiflung. Wie NEURO-TUNING bei Grübeln genutzt werden kann, wird an späterer Stelle beschrieben (siehe Seite 183).

Depression lindern

Nach der Basissequenz können die folgenden Aspekte des Erlebens oder Denkens mit Halten der Zone 3 und dem wiederholten sanften Tippen an den Fontanellenpunkt behandelt werden:

- Körpersymptome, Schmerzen abklingen beziehungsweise auflösen: Körperscan und Imaginationen (siehe »Hilfreiche Sequenzen und Worte, die wirken«, Seite 213).
- Selbstwirksamkeit und Ressourcen abfragen: Was hat der Klient bisher geschafft, was ging

ganz leicht, Widerlegen von Aussagen wie »immer« und »nie« (siehe »Hilfreiche Sequenzen und Worte, die wirken«, Seite 213).

- Quellen der Hilflosigkeit finden und davon trennen: eigenes früheres, scheinbar versagendes oder entwertetes oder hilfloses Erleben finden.
- Das nächste Ziel besteht darin, die Wahrnehmung zu beschreiben und die – wenn noch auftretenden – Emotionen abklingen zu lassen. Dann wird imaginiert, wie mit der Situation anders umgegangen wird. Es braucht eine veränderte Wahrnehmung, um aus der erlernten Hilflosigkeit herauszukommen.
- Gut ist auch, Rollenbilder, Haltungen von Vorbildern abzufragen sowie Bündnisse mit Bezugspersonen und Idole oder Ideale zu entwerten. Wenn schmerzliche oder negative Erinnerungen an Bezugspersonen verfügbar sind, sollten diese Personen und ihre Handlungen durch Verzeihen und Vergeben »entlastet« werden.
- Interpretation des Erlebens korrigieren beziehungsweise ändern durch Reframing, zirkuläre Fragen, Balkonfrage (siehe »Hilfreiche Sequenzen und Worte, die wirken«, Seite 213).
- Der Klient wählt einen positiven, harmonischen, lebensbejahenden Zustand, der möglichst ausführlich beschrieben wird.

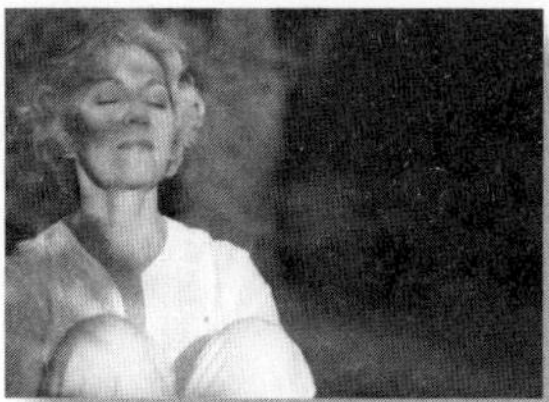

Das Wählen oder Entscheiden darf keine Zweifel oder Hemmungen zeigen, ansonsten stehen dem Auflösen noch bisher unbekannte Sichtweisen oder Überzeugungen entgegen.

- Den Wahrheitsgehalt einer Sichtweise oder Überzeugung untersuchen und zur Erkenntnis kommen lassen, dass sie gleichzeitig auch nicht wahr sein kann, und damit die Möglichkeit eröffnen, dass eine andere, förderliche Sichtweise an ihre Stelle tritt – die möglicherweise vom Coach angeregt wird.

Ergänzende Anwendung

Zusätzlich können diese beiden Anwendungen ergänzend gemacht werden:

- »Raum erweitern bis unendlich« (Seite 217)
- »Negatives Grübeln abstellen« (siehe folgende Seiten)

Negatives Grübeln abstellen

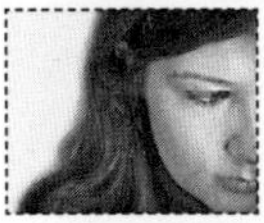

Amélie freut sich auf den Abend mit ihrer Freundin Doris. Sie kennen sich seit vielen Jahren und besuchen sich gegenseitig regelmäßig. Dann kochen sie zusammen, und es gibt jedes Mal so viel zu erzählen. Frauen können sich vieles und alles erzählen, das brauchen sie, denn sie stellen Beziehungen durch Kommunikation her. So ist es auch bei Amélie und Doris.

An diesem Abend jedoch ist Doris in einer Verfassung, die Amélie unbekannt ist. Sie ist gar nicht präsent, sie grübelt fortwährend über eine Entscheidung nach: Ihre Vorgesetzte hat ein paar Bemerkungen über den Fortbestand der Abteilung gemacht, in der Doris arbeitet. Anscheinend sind dort mindestens zwei Personen zu viel beschäftigt, und man denkt über eine Veränderung nach.

Es gelingt Amélie an diesem Abend nicht, Doris aus ihrem Grübelzwang zu holen. Auch der Versuch, das Thema mit Rotwein einzuschläfern, misslingt. Doris redet zwar nicht mehr darüber, doch es ist ihr anzusehen, dass es in ihr weiterhin rumort. Das Thema lässt sie nicht los.

Grübeln, auch Rumination genannt, kommt vor, wenn eine Situation ungelöst ist, so wie Konflikte mit Arbeitskollegen, Freunden und natürlich dem Partner. Auch finanzielle und gesundheitliche Themen, die bedrohlich oder einschränkend wirken können, führen bei den dafür bereiten Menschen zu einem obsessiven Denken.

Das ist von einer Zwangserkrankung zu unterscheiden, die nicht zu Zwangshandlungen, sondern zu zwanghaftem Denken mit spezifischen, inhaltlich gleichen Inhalten führt.

Selbstreflexion ist eine hilfreiche Denkleistung, um Situationen zu erhellen und um zu neuen Ergebnissen zu kommen – Grübeln macht das Gegenteil.

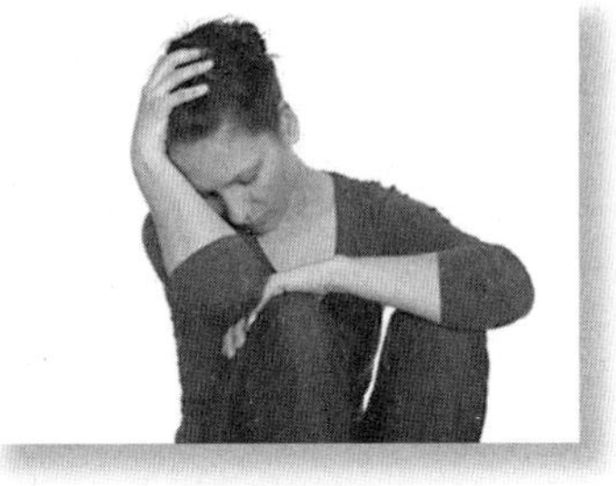

Das Grübeln über erlebte Situationen, also das Erinnern, erzeugt zudem noch die Emotionen oder den Stress, der dabei erlebt wurde. Das negative Grübeln ist manchmal ursächlich für eine Depression verantwortlich oder erhält sie.

Und das Grübeln kann zudem noch wie eine selbsterfüllende Prophezeiung genau das hervorrufen, was nicht eintreten soll oder gefürchtet wird. Wie ein Magnet zieht der Mensch die Situation an.

Sich abzulenken ist eine empfohlene und meist erfolgreiche Strategie, ebenso das Meditieren. Doch wenn das Grübeln oder Ruminieren schon zu weit fortgeschritten ist im Hinblick auf Dauer und Intensität, dann ist externe Hilfe notwendig.

Wenn man NEURO-TUNING anwenden möchte, dann gilt es zwei Sachverhalte möglichst gemeinsam zu behandeln: das unablässige Grübeln *und* die damit erlebten Emotionen. Sofern der Klient dafür offen ist …

Unterbrechung/Distraktion

Die dem Klienten gestellte Aufgabe muss seiner Belastbarkeit beziehungsweise kognitiven Leistungsfähigkeit entsprechen. Anstrengendes Üben von willentlichem Unterbrechen des Gedankenflusses oder von positivem Denken hat beispielsweise bei Depressiven kaum Erfolgschancen. Die Grübler brauchen die ihnen angemessenen Unterbrecher (Distraktoren), die sie spielerisch einsetzen können, so wie die folgende Sequenz.

- Evaluieren mit Stressskala

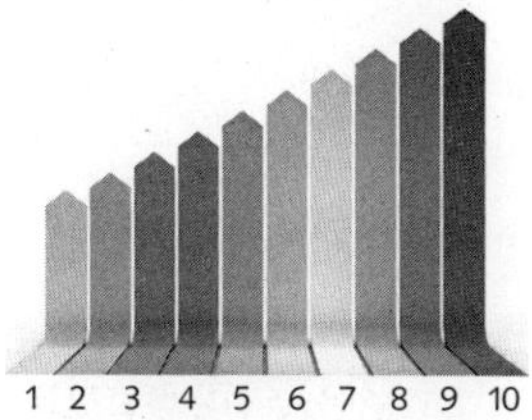

- Basissequenz

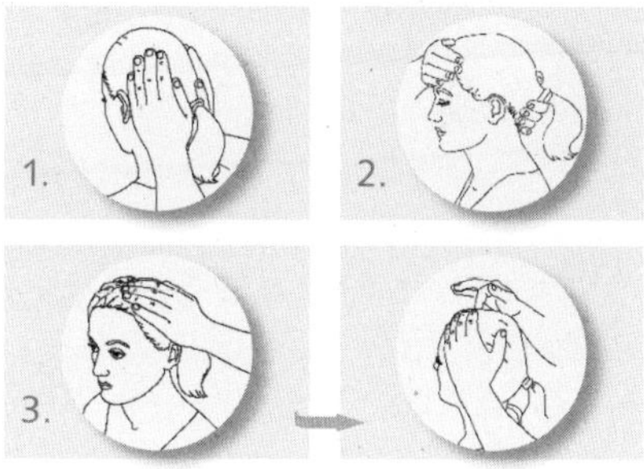

- Wechsel auf Zone 3, beidseitig haltend und mit einem Finger den Fontanellenpunkt sanft berühren.

  - Der Klient soll 10 Begriffe nennen, die mit dem Buchstaben »B« beginnen.
  - Dann den Begriff, etwa »Birne«, genau beschreiben lassen.
  - Zwischen jedem Begriff, der genannt wird, nachfragen, welche Gefühle wahrgenommen werden. Das Gefühl soll nicht mit »Ich fühle …«, sondern mit »Da ist das Gefühl …« oder »Da ist …« beschrieben werden.

Damit wird eine positive Dissoziation erreicht (das Heraustreten des Grübelnden aus seiner subjektiven Sichtweise in eine objektive Sichtweise, beispielsweise von oben herab oder von außen betrachtend).

Wechsel mit einer Hand auf Zone 1 und mit einem Finger der anderen Hand Stirnpunkt halten

- Frage an Klienten, ob noch gegrübelt wird, und, wenn ja, evaluieren.

Weitere Fragemöglichkeiten:

- »Wer denkt das?«
- »Wozu ist dieser Gedanke gut?«
- »Für wen ist der Gedanke gut?«
- »Wer braucht das?«
- »Wen interessiert das?«
  (Desinteresse ist der sicherste Weg, eine Erfahrung nicht mehr zu machen.)

Gegebenenfalls die Übung mit einem anderen Buchstaben noch einmal durchführen. Der Klient darf aber nicht überlastet werden!

Aufdrängende Gedanken anhalten

Diese Fantasiereise dient der Konzentration, also dem Abwenden von aufdrängenden Gedanken, und lässt innere Ruhe erfahren. Zwischen den »Anweisungen« sind kurze und gleichmäßige Pausen zu lassen, damit der Klient spüren kann. Liegen ist gut für diese Fantasiereise, die etwa 15 bis 20 Minuten dauert.

- Evaluieren mit Stressskala
- Basissequenz
- Wechsel auf Zone 3, beidseitig halten und mit einem Finger den Fontanellenpunkt sanft antippen/klopfen
- Ansprache (»…« steht für eine kurze Pause)

»Schließen Sie die Augen und konzentrieren Sie sich auf Ihren Atem. Atmen Sie ganz normal – ein und aus …
Mit einem kleinen Seufzer oder einem Ton einmal tief ausatmen …
Stellen Sie sich vor, der Stuhl/der Sessel/die Liege ist sehr stabil und hält Sie – Sie brauchen sich nicht anzustrengen, um sicher zu sitzen …
Lockern Sie alle Muskeln, die Ihren Körper halten …
Sagen Sie den Fußzehen, dass sie sich jetzt entspannen und lockern können …
Sagen Sie den Beinen, dass sie sich jetzt entspannen und lockern können …
Sagen Sie dem Bauch, dass er sich jetzt entspannen und lockern kann …
Sagen Sie den Schultern, dass sie sich jetzt entspannen und lockern können …

Sagen Sie den Händen, dass sie sich jetzt entspannen und lockern können ...
Sagen Sie den Armen, dass sie sich jetzt entspannen und lockern können ...
Sagen Sie dem Nacken, dass er sich jetzt entspannen und lockern kann ...
Sagen Sie dem Gesicht, dass es sich jetzt entspannen und lockern kann ...
Während Sie mir zuhören, lassen Sie sich weiter und tiefer in das Gefühl der Leichtigkeit gleiten ...
Sie können sich jetzt hier ganz geborgen, ruhig und ausgeglichen fühlen ...
Und während dieses Gefühl von Ruhe und Geborgenheit zunimmt,
stellen Sie sich vor, dass etwa zwei Fingerbreit unter dem Bauchnabel ein kleiner Teich ist ...
mit ruhigem, klarem Wasser ...
ganz frischem, klarem Wasser ...
Und jetzt, da Sie still wie der See geworden sind, können Sie einen kleinen Kieselstein in den Teich fallen lassen ...
Sie nehmen die kleinen Wellen wahr ...
Kleine Wellen, die sich ganz sanft und langsam nach außen bewegen ...
und, am Rand des Teiches angekommen, schließlich verebben ...
Sie können jetzt noch einmal einen kleinen Stein in das Wasser fallen lassen ...
Fühlen Sie, wie sich die Wellen wieder ausbreiten und schließlich wieder ganz klein werden und das Wasser wieder ganz still ist ...

(Längere Pause)

Sie können diese Stille und Ruhe ab jetzt immer wieder erleben, wenn Sie sich still und klar fühlen möchten oder es brauchen …
Sie wissen ja jetzt, wo Ihr Platz, Ihr Teich der Klarheit ist …
Vielleicht wollen Sie die Hand dorthin legen …
Und nun lasse ich Sie noch eine Weile mit diesem Gefühl und mit Ihnen selbst allein …«

- Klient loslassen

- Nach einer Weile:

»Ich zähle nun rückwärts von 10 bis 1, und bei 1 werden Sie wieder die Augen öffnen. Wenn Sie möchten, können Sie sich strecken, sich bewegen.«

Eine Evaluierung ist nur nötig, wenn der Klient den Eindruck macht, dass die Fantasiereise nichts oder wenig bewirkt hat.

Epilepsie beruhigen

Epilepsie ist eine neurologische Störung eines Krampfanfalls, der nicht ursächlich mit einer vorausgegangenen Entzündung, Schlageinwirkung, Stromschlag oder Vergiftung in Verbindung gebracht werden kann. (Es gibt dennoch auch einzelne nicht dauerhafte Krampfanfälle durch Alkoholmissbrauch, -entzug, synthetische Drogen, Schlafentzug, akute Erkrankungen und Schädel-Hirn-Verletzungen.)

Es sind plötzlich und unwillkürlich auftretende Entladungen von Neuronengruppen, die Verhaltens-, Befindlichkeits- und Bewusstseinsstörungen hervorrufen.

Diejenigen, die diese Störung über lange Zeit oder lebenslang erleben, sind medikamentös so eingestellt, dass sie den Anfällen vorgebeugt haben und ein dem Krankheitsbild angepasstes Leben führen können.

Da es sich bei der Epilepsie um Erregungszustände handelt, könnte das NEURO-TUNING, führt es doch zu einer generellen Beruhigung des neurologischen Systems, vorbeugend angewendet werden.

So probierte es ein Kursteilnehmer bei seinem Vater, der nach einigen absichtslosen Anwendungen, das Thema wurde also nicht angesprochen, deutlich weniger Anfälle hatte. Die medikamentöse Behandlung wurde fortgesetzt, und die Dosierung wird vielleicht zukünftig geringer ausfallen.

Es gibt in der Literatur viele Unterscheidungen, von denen folgende interessant sind: Es gibt Schläfenlappenepilepsie, Scheitellappenepilepsie und Hinterhauptlappenepilepsie, die darauf hinweisen können, wo das NEURO-TUNING gezielt angewendet werden könnte.

Nach der Basissequenz können die Hände auf den Zonen länger ruhen, in denen die Erregung entsteht, es empfiehlt sich grundsätzlich, die Zone 3 nach der Basissequenz zu halten.

Noch spekulativ ist es, mithilfe von Imaginationen das Erregungspotenzial zu verringern. Erhöhen wird es sich durch eine NEURO-TUNING-Anwendung auf keinen Fall!

Bei einer Hirnverletzung, sei es durch äußere Einwirkung oder aufgrund eines neurochirurgischen Eingriffs, sind Imaginationen mit dem Heilen oder Harmonisieren der Wunde oder dem Entlasten des Schreckens des Eingriffs sicher hilfreich.

Verlangen und Sucht entmachten

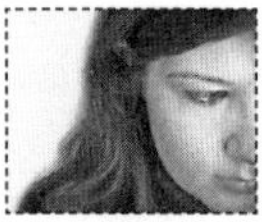

Bisher lag Amélie entspannt auf dem Sofa und sah irgendetwas im Fernsehen und zippte hin und her. Da verspürt sie eine Unruhe, sie wechselt die Sitzposition, die Beine werden mal nach links, dann nach rechts gelegt. Die Unruhe nimmt zu, und da erscheint das Bild einer Schokolade. Sie braucht jetzt unbedingt Schokolade, das gehört zum Ritual, das heißt richtige Gemütlichkeit! Sie kann die Schokolade jetzt schon schmecken, ihr läuft »das Wasser im Mund zusammen«, wie man so sagt. Aber sie findet keine Schokolade am üblichen Platz. Sollte sie vergessen haben, Schokolade einzukaufen? Unruhig werden alle Schubladen in der Küche herausgezogen. Nichts! Freudlos geht es wieder aufs Sofa, die Unruhe bleibt.

Die Insula (auch häufig als Inselkortex, Inselrinde, Lobus insularis oder Reilsche Insel bezeichnet) ist ein eingesenkter Teil der Großhirnrinde. Sie wird von den Stirn-, Scheitel- und Schläfenlappen bedeckt.

Die Funktionen der Insula sind noch nicht gänzlich erforscht. Es wird angenommen, dass sie als assoziatives Zentrum für akustisches Denken sowie zur Wahrnehmung chemischer Reize (Geschmackssinn, Geruchsinn) und zur emotionalen Bewertung von Schmerzen fungiert. Neueste Forschungen messen ihr auch eine Bedeutung im Zusammenhang mit Liebesempfindungen bei.

Dieses kleine Organ steuert die Erfahrung der sozialen Emotionen. Auf Mundgeruch wird mit Widerwillen oder Ekel reagiert, eine zärtliche Berührung des Geliebten ruft Entzücken hervor, der Duft der Geliebten wird zum Entspannungs- oder Potenzmittel. Die Insula dechiffriert und signalisiert uns Hass, Liebe, Wertschätzung, Vertrauen, Misstrauen, Empathie, Betrug, Schuld.

Erst kürzlich haben Forscher herausgefunden, dass Schlaganfallpatienten, die zuvor starke Raucher waren, kein Verlangen mehr nach Nikotin verspürten. Beim Schlaganfall wurde bei ihnen diese Gehirnregion beschädigt.

Die Forscher waren auch überrascht, dass sich das bei keinem Patienten auf andere emotional positiv bewertete Bedürfnisse wie Essen oder Trinken auswirkte. Wissenschaftler gehen davon aus, dass dank dieser Erkenntnisse Medikamente entwickelt werden könnten, die selbst den stärksten Raucher zum Nichtraucher werden lassen.

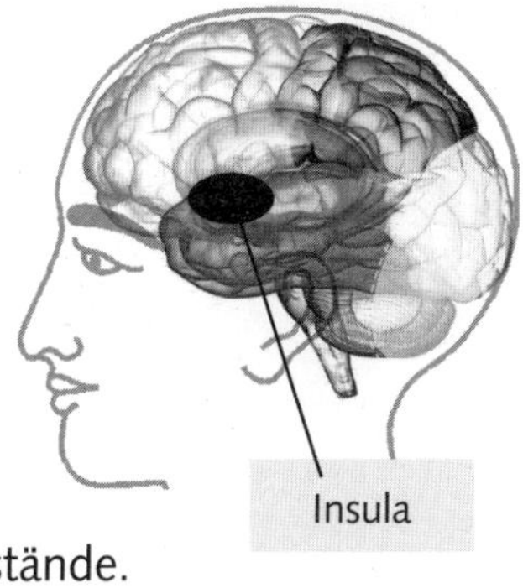

Die etwa Zwei-Euro-Stück große Insula empfängt Signale aus allen Teilen des Körpers und setzt sie in Empfindungen wie Hunger oder Durst um. Aber auch in das Verlangen, das Süchtigsein etwa nach einer Zigarette, Alkohol, Nahrungsmittel, Sex, Glücksspiel etc., sie steuert Essstörungen und Angstzustände.

Es wird vermutet, dass die körperlichen Reize, die beispielsweise mit dem Rauchen verbunden sind – von der unmittelbaren Reizung der Atemwege bis zur Beseitigung der Entzugssymptome –, von der Insula vorweggenommen werden, die dann dem Gehirn als emotionaler Wunsch signalisiert werden.

In der Insula werden Informationen von verschiedenen Sinnesreizen verarbeitet sowie vom Geruch des Zigarettenrauchs und dem haptischen Gefühl, das die Zigarette in den Fingern und zwischen den Lippen vermittelt. Die Summe dieser Reize erweist sich dann in Verbindung mit den in Aussicht gestellten positiven Gefühlen als stärker als alle Vorsätze.

Bei der Behandlung der Insula steht das Verändern, Löschen und Neuprogrammieren von Verhaltensweisen, Gewohnheiten, Abhängigkeiten und emotionalen Reaktionen im Vordergrund.

Sucht handhaben

- Basissequenz

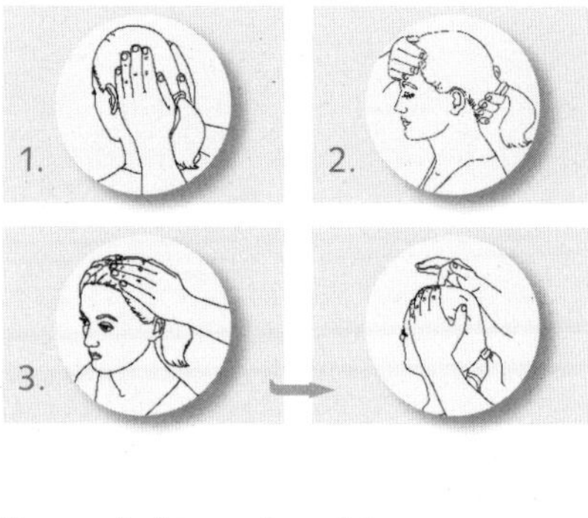

- Mit jeweils einem Finger links und rechts die Insula-Region sanft klopfen

  Dabei alle Sinnesreize, die mit der Sucht verbunden sind, abfragen: Bild, Haptik, Duft, Geschmack, Geräusch – alle Stimuli. Dazu noch die begleitenden körperlichen Veränderungen wie höherer

Blutdruck, schneller Herzschlag, Kribbeln in den Atemwegen, Wärme im Mund, die Haltung der Hände – alles, was zum Ritual gehört.

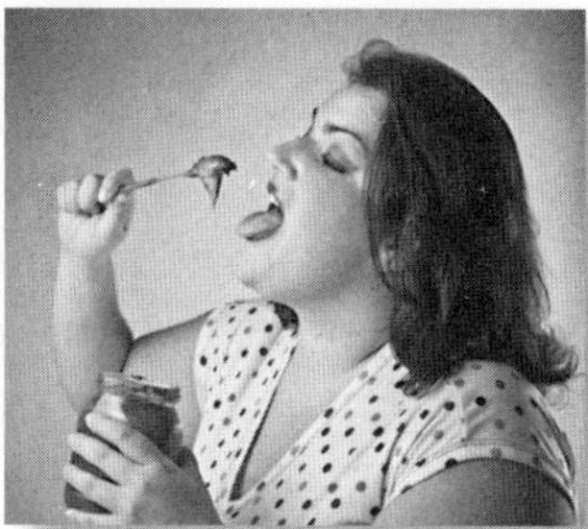

- Übermächtiges Verlangen nach Schokolade beginnt mit der Vorstellung von Schokolade, doch welcher Schokolade genau?
- Ist es eine bestimmte Geschmacksrichtung wie Edelbitter oder Vollmilch? Ist es eine dreieckige, viereckige, quadratische Schokolade, und wird eine Marke bevorzugt?
- Wann tritt eine Befriedigung ein – beim Anfassen, beim Auspacken, wenn man sie mit den Fingern spürt, beim Riechen der Schokolade, beim Berühren mit den Lippen oder wenn die Schokolade im Mund schmilzt?
- Zu welchen Zeiten tritt das Verlangen auf?
- Wer unterstützt das oder macht mit?

Wechsel mit beiden Händen auf Zone 3

Abfragen der Bedürfnisse und mögliche Antworten:

- »Sie brauchen eine Belohnung?« »Vielleicht.«
- »Ohne Belohnung ist das Leben wie …?« »Langweilig.«
- »Was machen Sie ohne … (Schokolade)?« »Werde unruhig.«
- »Wie fühlen Sie sich jetzt ohne … (Schokolade)?« »Ganz normal.«

Während Sie weiterhin Zone 3 mit einer Hand halten und jetzt wieder sanft auf die Insula klopfen, führen Sie den Klienten dahin, gegenteilige oder andersartige Rituale zu erfinden und zu erlauben.

Bisher wurde diese Hirnstruktur nicht mit dem Suchtverhalten in Verbindung gebracht. Der Ursprung wurde eher in den Belohnungszentren vermutet, in denen der Neurotransmitter Dopamin eine zentrale Rolle spielt.

Das eine schließt aber das andere nicht aus. Die Insula, die eine enge Verbindung zum limbischen System hat, ist an der Vermittlung von subjektiven Gefühlen an höhere Zentren beteiligt. Sie weist das Belohnen an und entwickelt schon Prozesse, bevor diese eingetreten sind.

Wenn der Klient mit Bildern, Geräuschen, Tönen, Gerüchen, Situationen oder anderen Stimuli, die mit der Substanz oder Handlung assoziiert werden, konfrontiert wird, wird die Insula aktiviert, bevor die Substanz genommen oder eine Handlung ausgeführt wird.

Deswegen kann man gleich bei der Insula ansetzen und diese mit entsprechender Technik behandeln, und zwar durch:

Affirmationen oder Suggestionen, bei denen Zone 3 gehalten und der Fontanellenpunkt geklopft wird

- »Ich wähle, mich wohlzufühlen, wenn ich dem Verlangen nicht nachgebe.«
- »Ich wähle, mich wohlzufühlen, wenn frische Luft im Raum ist statt Zigarettenrauch.«
- »Ich fühle mich so wohl, wenn ich in Maßen esse.«

- »Ich fühle mich so wunderbar leicht und frei, wenn ich es nicht tun muss.«
- »Es fühlt sich so gut an, wenn der Mund nicht mit Schokolade verklebt ist.«

Alle Affirmationen oder Suggestionen werden dreimal wiederholt.

Erfolgreiche Alternativen

- Den Widerstand des Klienten zu nutzen heißt, dass man ihm unterstellt, dass er das wie so vieles andere nicht selbst schafft. Oder hat er nicht doch einmal etwas selbst geschafft, immerhin ist ihm das Gehen auf zwei Beinen gelungen, und vielleicht gibt es ja noch mehr … Wenn man dann möglichst viele »Leistungen« findet, und es gibt so viele, kann die Bereitschaft auf den Verzicht oder die Änderung des Verhaltens sehr gestärkt werden.

- Humorvolles Übertreiben oder Überzeichnen dessen, welche unangenehmen oder schlimmen Dinge im Körper geschehen können, beispielsweise beim Verlangen nach Schokolade, kann beim Klienten zwar Lachen hervorrufen, doch wird gleichzeitig das Ekelzentrum aktiviert.

- So könnte man beispielsweise beschreiben, wie die Schokolade die Geschmacksknospen auf der Zunge eingehen lässt wie eine Knospe, die man mit einem schwarzen, zähflüssigen Zeug übergießt, das sich dann langsam die Speiseröhre hinabbewegt und diese völlig bedeckt und sich dann später auch noch in den Magen langsam, aber stetig ausbreitet. Ganz zu schweigen davon, wie das klebrige schwarze Zeug dann die Magenwände verklebt.

- Nach dieser Intervention, wenn sie anregend ausgeschmückt ist, wird sich der Klient später daran erinnern, wie er sich in diesem Moment gefühlt hat: wirklich nicht gut oder angewidert.

- Jetzt können die passenden Affirmationen oder Suggestionen dreimal wiederholt werden.

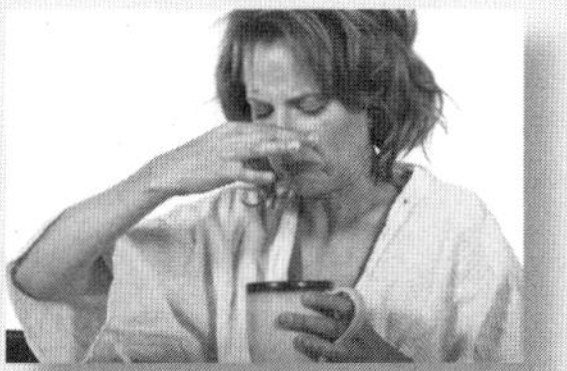

Ekel und Abscheu gehen mit starken unangenehmen Körpererlebnissen einher.
Manche Klienten empfinden eine Mischung aus Übelkeit, Brechreiz und allergischen Reaktionen. Sie schütteln sich und machen die übliche Mimik.

Ekel ist eine äußerst starke und lang nachwirkende Emotion, um uns vor einer Vergiftung durch Nahrungsmittel zu schützen. Die Nachhaltigkeit der Erfahrung können Sie bei den Suggestionen oder Beschreibungen der Wirkungen des Verlangens nutzen. Ekel ist eine der Grundemotionen, die bei allen Menschen und in allen Kulturen gleich sind und von allen verstanden werden (die anderen sind Angst, Trauer, Ärger, Freude, Überraschung). Ekel und die anderen Grundemotionen sind genetisch programmiert und gehören damit zum Fundament des Menschen. Psychischer Ekel kann eine Schutzreaktion auf emotionale Vergiftungen sein, beispielsweise ein Ausdruck eines erlittenen Übergriffs oder einer invasiven Handlung.

Burn-out vorbeugen oder mildern

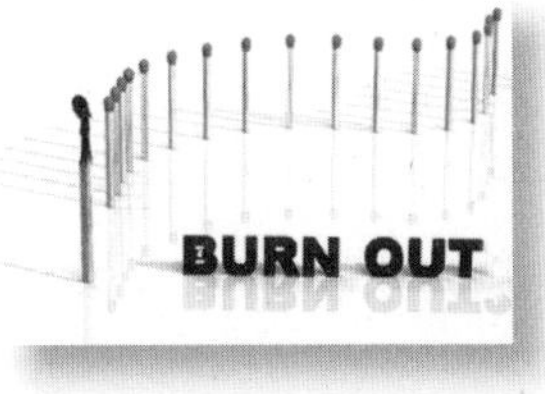

Das Burn-out-Syndrom (engl.: *to burn out*: »ausbrennen«) beziehungsweise Ausgebranntsein ist ein Zustand ausgesprochener emotionaler Erschöpfung mit reduzierter Leistungsfähigkeit. Es kann als Endzustand einer Entwicklungslinie bezeichnet werden, die mit idealistischer Begeisterung oder altruistischer Grundhaltung – bei Frauen gepaart mit dem Antreiber »Es allen recht machen« oder »Ja nicht Nein sagen« – beginnt und über frustrierende Erlebnisse zu Desillusionierung und Apathie, psychosomatischen Erkrankungen und Depression oder Aggressivität und einer erhöhten Suchtgefährdung und Suizidalität führt (Frauen sind häufiger vom Burn-out betroffen).

Auch Eltern können am Burn-out leiden, Eltern, die sich für ihre Kinder verausgabt haben oder deren Lebenswerk gefährdet oder vernichtet wurde.

Burn-out ist keine Krankheit, sondern vielmehr ein Problem der Lebensbewältigung und ein Verlust des Vertrauens in die Selbstwirksamkeit und Kontrollverlust des Verhaltens und Denkens.

Es handelt sich um eine körperliche, emotionale und geistige Erschöpfung aufgrund beruflicher Überlastung. Diese wird meist durch Stress ausgelöst, der aufgrund verminderter Belastbarkeit nicht mehr bewältigt werden kann.

Viele Menschen überschreiten dauerhaft ihre körperlichen, psychischen und geistigen Grenzen – teilweise bis zum Zusammenbruch.

Die Europäische Agentur für Sicherheit und Gesundheitsschutz am Arbeitsplatz schätzte 2011 die Folgekosten des Burn-out-Syndroms in der EU auf 20 Milliarden Euro jährlich.

Vorbeugung

Das Hauptproblem bei der Entwicklung wirksamer Maßnahmen zur Vorbeugung und Behandlung besteht darin, dass Burn-out nicht mit klar definierten Symptomen und Ursachen beschrieben und definiert ist. Entspannungs-, Atem- und Achtsamkeitsübungen können helfen, und da bietet das NEURO-TUNING genügend Möglichkeiten. Damit ist man jedoch nicht bei der Ursache oder dem Kern der Entwicklung.

Je nach Erklärungsmodell fallen auch die Empfehlungen zur Überwindung unterschiedlich aus.

Einerseits handelt es sich beim Burn-out um eine körperliche, emotionale und geistige Erschöpfung aufgrund beruflicher Überlastung. Andererseits wird Burn-out durch Stress ausgelöst, der aus der Sicht des Klienten nicht mehr bewältigt werden kann.

Hier klaffen also aus der Sicht des Klienten die äußerlichen Anforderungen – meistens durch den Beruf – und die Selbstwirksamkeit beziehungsweise individuellen Fähigkeiten zur Bewältigung der Belastungen auseinander. Dies ist oft mit dem Gefühl, dem ohnmächtig ausgeliefert zu sein, verbunden. Der Klient sieht sich überfordert und meint, keine Kontrolle über die Situation zu haben.

Anwendung

Nach einer anfänglichen Basissequenz durch entsprechendes Abfragen und Suggestionen oder Imaginationen zur Vorbeugung können Sie folgende Themen angehen:

- Unsicherheit und Gleichgültigkeit auflösen
- Talente und Stärken entdecken und für zukünftiges Handeln ausbauen
- schwächende Identitäten entdecken und als Nicht-Ich erleben lassen
- blockierende Überzeugungen untersuchen und als Nicht-Ich erleben lassen
- förderliche Werte finden
- attraktive Ziele setzen im Privaten und Sozialen
- Unterstützer benennen
- erste Schritte und Zeitpunkt definieren
- hinderliche Annahmen über Unmöglichkeit oder Anstrengungen ausräumen

(Nicht-Ich bedeutet die Beschreibung eines Zustands oder einer Idee, die wahrgenommen wird, aber *nicht Ich* ist, nichts ist, was *Ich habe* oder *Ich bin*.)

Merkmale des Burn-outs

- emotionale Erschöpfung
- Depersonalisierung
- Erleben von Misserfolg
- Ausgebranntsein
- körperliche Erschöpfung
- psychosomatische Störungen (Schlafstörung, Essstörung, Verlust der Libido, Konzentrationsstörung, Rücken-/Kopfschmerzen, CFS – Chronic Fatigue Syndrom)
- Frustration
- Depression
- Aggression
- sozialer Rückzug
- Suchtgefährdung
- Verlust des Vertrauens in Selbstwirksamkeit und Selbstkontrolle
- Aussichtslosigkeit
- Verlust der Liebesempfindung

Phasen des Burn-out-Syndroms

Die Reihenfolge der Phasen kann auch anders sein als nachfolgend aufgeführt.

- Drang, sich selbst und anderen etwas beweisen zu wollen
- extremes Leistungsstreben, um besonders hohe Erwartungen zu erfüllen
- Überarbeitung mit Vernachlässigung anderer persönlicher Bedürfnisse und sozialer Kontakte
- Überspielen oder Übergehen der inneren Probleme und Konflikte
- Zweifel am eigenen Wertesystem und an ehemals wichtigen Dingen wie Hobbys und Freunden
- Verleugnung entstehender Probleme, zunehmende Intoleranz und Geringschätzung anderer
- Rückzug und Vermeidung sozialer Kontakte auf ein Minimum
- offensichtliche Verhaltensänderungen, fortschreitendes Gefühl der Wertlosigkeit, zunehmende Ängstlichkeit
- Depersonalisierung durch Kontaktverlust in Bezug auf sich selbst und auf andere – das Leben verläuft zunehmend »mechanistisch«
- innere Leere und verzweifelte Versuche, diese Gefühle durch Überreaktionen zu überspielen (Sexualität, Essgewohnheiten, Alkohol und Drogen)
- Depression mit Symptomen wie Gleichgültigkeit, Hoffnungslosigkeit, Erschöpfung und Perspektivlosigkeit

- erste Selbstmordgedanken als Ausweg aus dieser Situation; akute Gefahr eines mentalen und physischen Zusammenbruchs

Ursache

Burn-out ist ein Warnsignal, dass der Klient seinen Lebens- und Arbeitsstil ändern muss. Das Symptom ist keine Bestrafung, sondern eine Aufforderung. Da der Klient die Symptome kennt, aber keine Lösung, kann ihm nur geholfen werden, wenn untersucht wird, was in seinem Leben nicht mehr stimmt und wie anders es sein darf.

Komplex, schnell, ausgebrannt und traurig

Wenn die Zwillinge *Leistung und Hedonismus* erklärte und gratifizierte Werte sind, wobei der Hedonismus auch geleistet werden muss, die dem Motto »Alles ist möglich« folgen, kann es nur zu einer Ermüdungsgesellschaft kommen. Denn hier fallen Freiheit und Zwang zusammen, alles zu können und zu müssen.

Auch der Zwang zur Freiheit und der Individualität ist eine Falle – in einem komplexen Leben alles gleich und jetzt mitnehmen, erleben, haben zu wollen, im Multitasking zu funktionieren. Auf diese Weise wird das Kontemplative im Leben verpasst, die wertvollen meditativen Momente. Die Aufmerksamkeit verflacht, die Steuerung versagt – das *Sich-mit-einem-Beschäftigen* oder den *Mitmenschen fühlen* geht verloren.

Komplexität und Beschleunigung sind die Zeichen der momentanen Zeit. Und plötzlich geht es nicht mehr. Es folgt Burn-out oder Depression – beide haben die gleichen Symptome, nur klingt Burn-out verzeihlicher als Depression, die den Patienten als schwach stigmatisiert.

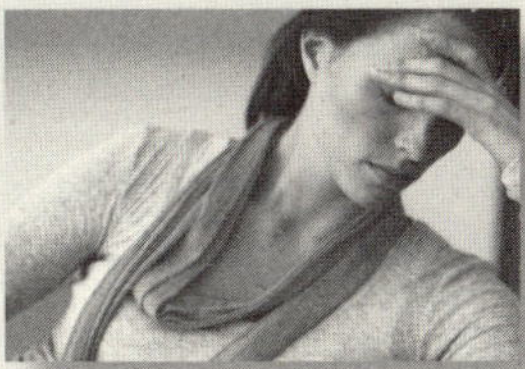

Die Beschleunigung der Veränderungen und die Zunahme von Möglichkeiten der Lebensgestaltung mit dem Zwang des Mitmachens und Mitnehmens lässt nicht Glück, sondern das *Nicht-mehr-Können* und *Nicht-mehr-Mithalten* erleben. Das macht depressiv, und es erschöpft.

Fügen wir dem noch die Ängste durch Währungs- und Finanzkrisen, die Folgen des Klimawandels, die Unsicherheiten des persönlichen Wohlstandes, des Arbeitsplatzes und die Möglichkeit einer Altersarmut hinzu, dann ist es verständlich, dass die meisten Menschen in Resignation verfallen.

Dem können wir entgehen, indem wir süchtig nach Arbeit und einem vollkommenen Körper werden als belohnendes Alibi. Was treibt Menschen an, immer erreichbar zu sein, immer mehr erleben zu wollen, immer mehr zu haben? – Die Angst vor der Stille.

Damit nicht genug: Da ist eine tiefe Verunsicherung und ein tiefer Vertrauensverlust im Hinblick auf die Handlungen der Politik und der Unternehmen (es gibt nur 700 vernetzte Unternehmen, die diese Welt steuern). Burn-out ist auch ein kompliziertes Zusammenspiel aus einer sich immer mehr zum Schlechten entwickelnden Gesellschaft, die zwar vorgibt, maximale Sicherheit zu gewährleisten, aber dafür massiv Freiheiten einschränkt. Der Mensch ist dem Ganzen hilflos ausgesetzt. Das schlägt voll auf sein psychosomatisch-mentales System.

Die nicht wahrgenommene oder verdrängte Traurigkeit der Hilflosigkeit äußert sich über den Körper als Autoaggression, psychische Implosion oder entlädt sich als Aggression. Die Sehnsucht nach einer Lösung oder zukunftsweisenden Antworten wird enttäuscht.

Denn noch steuert der persönliche, nationale, unternehmerische Egoismus das Geschehen. Doch keiner hat jemals eine solche kollektive Erschütterung erlebt und könnte rückblickend sagen, was zu tun oder zu lassen wäre.

Tief im Inneren erahnen wir, dass es nicht lediglich um eine Währung oder einen Arbeitsplatz geht. Vielmehr geht es um die Art und Weise, wie wir leben oder gelebt werden. Es geht nicht um mehr Wachstum und mehr Fortschritt und Erhöhung des Umsatzes. Es geht um die Qualität des Lebens und unserer Beziehungen – aller Beziehungen.

Anwendungsbeispiele

Als hilfreich haben sich Achtsamkeitstrainings und Meditationen erwiesen. Da NEURO-TUNING genau das macht, ohne dass der Klient etwas tun muss, kann anfänglich das absichtslose NEURO-TUNING zu einer tiefen Beruhigung führen. Absichtslos heißt, ohne ein Ziel, ohne ein Thema – einfach um abzuschalten oder umzuschalten.

Als nächster Schritt kann der Klient wieder einen Zugang zu sich selbst finden. Das horizontale Denken, das heißt das Gedankenausbreiten, wird bei den meisten Klienten nach einigen Minuten zum Stillstand gebracht, und es kann zu einem vertikalen Erkennen und Wahrnehmen kommen.

Der Klient kann beobachten, was in ihm passiert – ohne dabei zu werten –, und dies kommunizieren.

Gut geeignet sind die Übungen Körperscan, Raum erweitern, Chronische Geschichten, Herzharmonisierung im Kapitel »Hilfreiche Sequenzen«.

Als Sekundärgewinn, wenn die Sequenz wohltuend war, kann der Klient erkennen, dass er selbst sein inneres Wohlbefinden steuern kann und wieder Selbstwirksamkeit und Kontrollfähigkeit erlebt. Und das verstärkt dann das Belohnungssystem mit einer Prise Serotonin, dies zu verankern mittels einer Erinnerung an ein angenehmes Erleben.

Leistungsfähigkeit erhöhen

Bei eingeschränkter Leistungsfähigkeit oder jeglichem niedrigem Niveau können Sie die folgende Sequenz ausprobieren, die bei fast allen Klienten zu einer sofortigen Zustandsveränderung führt – bleiben Sie dabei auf Zone 3 und dem Fontanellenpunkt und geben Sie dem Klienten folgende Anweisungen:

1. »Schätzen Sie, bei wie viel Prozent Ihre momentane Leistungsfähigkeit liegt.«

(Sie können jeglichen Zustand wie Liebe, Zufriedenheit, Selbstachtung nehmen.)

Wenn dem Klienten keine Schätzung möglich ist, hilft das Visualisieren eines Drehzahlmessers wie in jedem Fahrzeug vorhanden mit maximal 10 000 Upm oder eines Thermometers mit maximal 100 Grad.

Der Klient wird eine subjektive Schätzung nennen. Sie kommt aus der Wahrnehmung der Leistungsfähigkeit, der Durchhaltekraft, der allgemeinen Trägheit oder eines Organs oder eines Systems (wie des Kreislaufs). Er sagt möglicherweise: »26 Prozent.«

2. »Auch wenn meine Leistungsfähigkeit bei 26 Prozent liegt, bin ich völlig in Ordnung.«

3. »Ich erlaube mir mehr Leistungsfähigkeit, ich fühle mich stärker.«

4. Sie und der Klient wiederholen – auf den Fontanellenpunkt klopfend – mehrfach: »Stärker.«

   Man kann jetzt schon spüren, ob sich etwas verändert hat. Fragen Sie den Klienten danach, wie stark er sich jetzt fühlt.

5. »Ich werde alles in Ordnung bringen, was mich, meinen Körper, mein System bremst/blockiert.«

6. Sie und der Klient wiederholen – auf den Fontanellenpunkt klopfend – mehrfach: »Alles in Ordnung bringen.«

7. Lassen Sie erneut schätzen.

- Das Niveau kann sich innerhalb dieses einen Durchgangs bereits signifikant verändern. Wenn nicht, dann wiederholen Sie die Schritte 2 bis 6 mehrfach.

- Als Heimarbeit soll der Klient in den nächsten Tagen beobachten, ob sich das Befinden bessert beziehungsweise der Wert steigt, stagniert oder fällt. Fällt der Wert, kann er die Übung selbst wiederholen.

Die Gewohnheit ist stark, und außerdem können noch Bedenken oder Ängste auftauchen, wenn alles gut oder optimal ist. Denn dann könnte der Klient wieder auf volle Leistung gehen und sich überfordern. Das Thema der Veränderung des Lebens- und Arbeitsstils muss noch behandelt werden.

Ressourcen entdecken, inneren Frieden finden

Eine Imagination/Fantasiereise, um die eigene Energie zu spüren, Ressourcen wiederzuentdecken, den Zustand inneren Friedens zu erfahren.

- Basissequenz

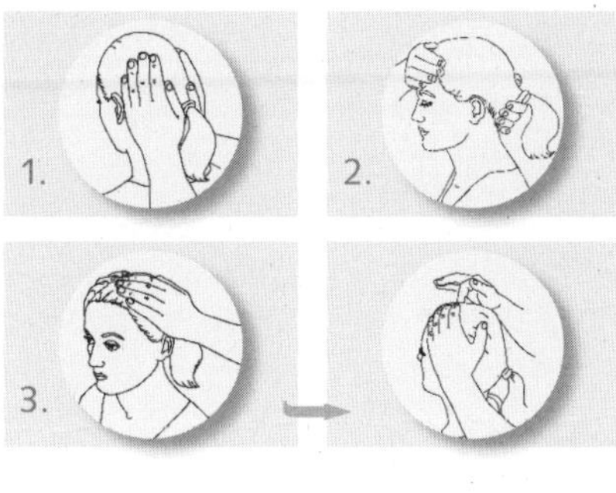

- Zone 3 beidseitig halten, an die Fontanelle tippen

- Ansage an Klienten:

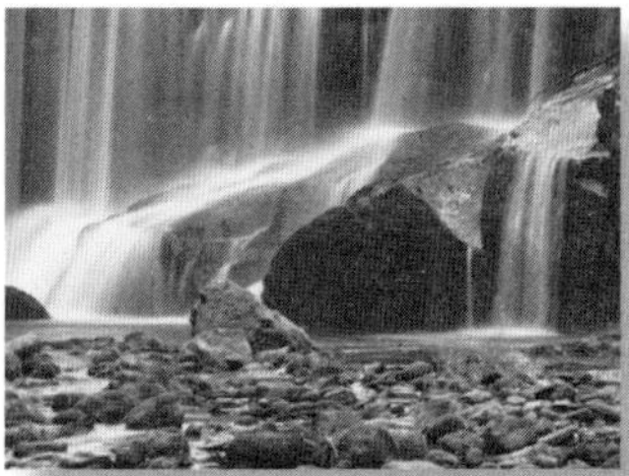

»Lassen Sie Ihren Atem tief fließen …
Atmen Sie langsam ein und aus …
Lassen Sie sich wie in einem Boot zurücktreiben in Ihre Vergangenheit …
Erinnern Sie sich an Situationen, in denen Sie sich stark und gut fühlten …
In denen Ihnen alles wie selbstverständlich gelungen ist …
In denen Sie sich sicher und geborgen fühlten …
Sie wurden vom Leben getragen …
Wie haben Sie da ausgesehen …?
Und wo waren Sie da …?
Erinnern Sie sich an alles, was zu der Situation gehört …
Farben, Töne, Worte, Düfte …
Ihre Stimme oder die eines anderen Menschen …
Haben Sie sich bewegt …?
Gibt es Berührungen …?
Lassen Sie alles stärker und stärker werden …
Und nun gehen Sie zur nächsten Situation, der nächsten Erinnerung …
Auch da fühlten Sie sich so ohne Frage präsent und stark …
Und wenn das Gefühl wieder da ist, dann legen Sie eine Hand auf die Stelle Ihres Körpers, wo Sie das Gefühl wahrnehmen …

Und nun lassen Sie die nächste Erinnerung daran kommen, wo Sie sich stark, klar und kreativ fühlten …
So selbstverständlich, wie Ihr Atem kommt und geht …
Und vielleicht waren Sie in der Situation auch noch neugierig auf das, was noch kommen wird …
Wo waren Sie da, und war jemand dabei …?
Welche Farben und Düfte kommen jetzt in Ihre Erinnerung …?
Wie war das Licht …?
Wie war Ihr Körper, wie hat er sich bewegt …?
Wie sahen Sie sich im Spiegel …?
Vielleicht ist da auch ein Lachen …
Und lassen Sie die Gefühle von damals intensiver werden,
als Sie so frei und unbesorgt,
als Sie so kreativ und lebendig waren …
Lassen Sie das Gefühl in Ihrem Körper stärker werden …
Vielleicht ein Strömen, ein Pulsieren, vielleicht Wärme, vielleicht tiefe Ruhe …
Lassen Sie sich etwas Zeit, es zu genießen …

Und nun kommen Sie langsam, nach Ihrem Tempo, wieder zurück in das Hier und Jetzt und nehmen Sie alle die Gefühle und Erinnerungen an diese Zeiten mit …
Und Sie wissen jetzt, wo die Stelle in Ihrem Körper ist, die Ihnen wieder den Zugang zu Ihrer Stärke, zu Ihrer Kreativität und Ihrer inneren Ruhe eröffnet …«

Teil 5

Hilfreiche Sequenzen und Worte, die wirken

Die meisten der folgenden Sequenzen oder kommunikativen Interventionen sind nur für das Geben des NEURO-TUNINGS geeignet.

Hilfreiche Sequenzen

Der Körperscan

Diese Sequenz ist hilfreich bei:

- geringem Körperkontakt
- geringer Selbstwahrnehmung
- blockiertem Energiefluss
- chronischen Schmerzen
- Nervosität
- innerer Unruhe
- Konzentrationsschwierigkeiten
- Aufmerksamkeitsdefiziten

Diese Sequenz kann man auch sehr gut allein durchführen – am besten im Liegen.

Basissequenz

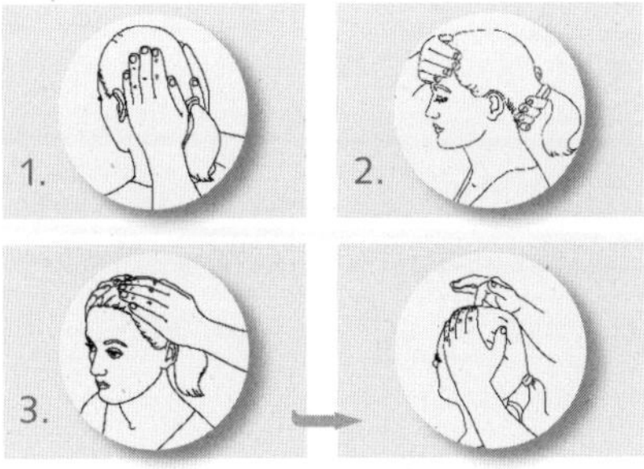

Zone 3 beidseitig halten, sanft auf Fontanelle klopfen oder tippen

Aufmerksamkeit ausrichten

Die Aufmerksamkeit auf die Füße richten, sie spüren oder wahrnehmen.

Dann ganz langsam mit der Aufmerksamkeit von den unteren Extremitäten über den Unterleib usw. bis zu den oberen Extremitäten und bis zum Kopf wandern.

Beim Anwenden mit Klienten regelmäßig nachfragen, ob und was gespürt wird. Wenn unangenehme Wahrnehmungen auftauchen, können diese mit einem »Erlaubenssatz« aufgelöst werden, den Sie vorgeben und den der Klient nachspricht: »Ich erlaube mir, dass sich auch diese (Wahrnehmung) auflöst.« »Ich erlaube mir, dass auch (Wahrnehmung) jetzt aufhört.«

Zone 1 und 2 halten und ausklingen lassen

Mögliche Resultate:

- Der Energiefluss kann wiederhergestellt und als Strömen, Wärme, Kribbeln, Prickeln gespürt werden.
- Der Kontakt zum Körper wird intensiviert oder überhaupt wiederhergestellt.
- Erfahren von innerer Weite, von Fließen
- Minderung oder Auflösung von Unruhe, Nervosität, Schmerzen
- Generelle Stabilisierung
- Mehr Klarheit und höhere Konzentrationsfähigkeit

Raum erweitern bis unendlich

Diese Anwendung kann auch ohne die Basissequenz durchgeführt werden. In den meisten Fällen erfährt der Anwender eine Weite und Leichtigkeit. Die Anwendung ist also gut dafür geeignet, wenn Situationen oder Themen als einengend, blockierend, unlösbar erfahren werden.

- Basissequenz

- Der Klient öffnet die Augen und handelt nach folgenden Anweisungen:

»Strecken Sie beide Arme aus und halten Sie die Hände mit den Handflächen nach innen …«

»Blicken Sie auf den Raum zwischen den Händen und was darin zu sehen ist …«

»Bewegen Sie die Arme sehr langsam nach außen und blicken Sie dabei weiter auf den Raum zwischen den Händen …«

»Bewegen Sie die Arme so weit wie möglich nach hinten und blicken Sie weiter auf den Raum zwischen den Händen …«

»Was nehmen Sie jetzt wahr …?«

»Wo sind Sie …?«

Kohärenzatmen

Diese Sequenz eignet sich bei allen emotionalen Belastungen und durchgängigem horizontalem oder zwanghaftem Denken und ist eine Achtsamkeitsübung.

- Basissequenz
- Zone 3 halten

  Der Klient atmet zwei bis drei Mal tief ein, wobei eine kurze Pause zwischen den Atemzügen sein soll.

  Der Klient atmet 2 bis 3 Minuten normal und leicht weiter.
- Kohärenzatmen

  Das Herzatmen bedeutet, dass der Klient oder Anwender in die Herzgegend oder Brustgegend atmet und, wenn es visuell möglich ist, sich vorstellt, in das Herz und nach einer Weile durch das Herz zu atmen.

Dies kann unterstützt werden, indem Sie dem Atem eine angenehme Farbe oder wohltuende Temperatur geben, sich vorstellen, dass er wie eine Flüssigkeit durchfließt, dass er wie ein warmer Windhauch beim Einatmen köstliche, frische Luft ins Herz bringt und dass das Ausatmen Altes, Blockierendes, Schädliches hinausbefördert.

Imaginationsbeispiel: Zugang zum Innersten

Lassen Sie uns eine Reise machen.

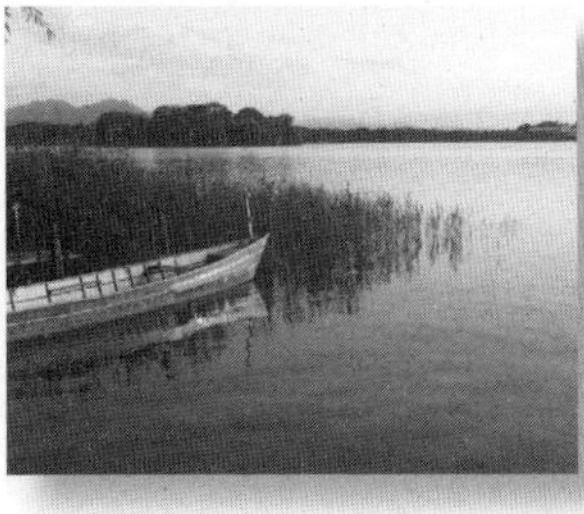

Sie spazieren am Ufer eines Flusses …
Das Wasser ist klar und fließt langsam …
Da entdecken Sie ein Boot – es ist an einem Pfahl angebunden …
Einige Stufen führen nach unten zu dem Boot …
Es duftet nach Gras, die Sonne spiegelt sich im Wasser …
Sie können das Wasser riechen und auch das Gras, durch das Sie gehen … Irgendwo zwitschern Vögel …
Sie gehen die Stufen hinunter zum Boot, um es genauer anzusehen …
Ist es angestrichen …? In welcher Farbe …?
Das Boot wiegt sich leicht im Wasser, und das Holz knarrt in einem dunklen Ton …
Da entdecken Sie auch zwei Ruder und neugierig steigen Sie in das Boot …
Der Wind weht sanft, Sie spüren ihn auf Ihrer Haut …
Warum nicht mit dem Boot auf den Fluss hinausrudern, kommt Ihnen der Gedanke …
Sie machen das Boot los und setzen sich auf die schmale, von Regen und Sonne gezeichnete Bank …
Sie lassen sich mit dem Boot treiben und schließen die Augen …
Nach einer Weile scheint das Boot irgendwo anzustoßen …
Sie öffnen die Augen und stellen fest, dass Sie auf der anderen Flussseite angekommen sind …

Da möchten Sie diese Seite des Ufers erkunden und steigen aus …
Sie gehen durch ein Schilf und dann einen kleinen Hügel empor. Der Wind spielt mit Ihren Haaren …
Sie entdecken eine kleine Hütte, so wie sie viele Menschen in ihren Gärten stehen haben …
Als Sie um sie herumgehen, entdecken Sie eine leicht geöffnete Tür, die eine eiserne, leicht verrostete Klinke hat und ein Fenster …
Das Glas des Fensters ist schon sehr alt, und Sie können nicht in die Hütte hineinsehen …
Da möchten Sie doch mal wissen, was in der Hütte ist, und treten ein – in einen leeren Raum, abgesehen von etwas Heu in einer Ecke und einem Blecheimer …
Doch da ist auch eine steinerne Treppe, die nach unten führt. Scheinbar ist da unten noch ein Raum …
Als Sie die Treppe hinuntersteigen, wird es etwas kühler und dunkler, und Sie zählen unbewusst die Stufen – eins – zwei – drei – vier – fünf – sechs – sieben – acht – neun – zehn …
Und da ist wieder eine Tür … Sie ist aus massivem Holz und hat ein Schloss …
Die Türklinke ist ziemlich krumm und schief … Als Sie sie bewegen, merken Sie einen Widerstand …
Die Tür ist abgeschlossen. Aber oben neben der Tür hängt ein Schlüssel. Sie nehmen ihn und stecken ihn in das Schloss … Und siehe da, er passt …!
Sie können die Tür jetzt öffnen und dahinter sehen Sie einen länglichen Raum, der seltsamerweise hell ist …
Ihnen wird klar, dass dies der Ort Ihres ursprünglichen Wesens ist …
Hier ist Ihr Ursprung. Hier sind Sie sicher, geschützt, geborgen …

Nun können Sie Ihren inneren Raum genauer erkunden …
Wie sieht er aus, welche Farben gibt es, wie duftet es, welche Geräusche nehmen Sie wahr, wie fühlt sich Ihr Körper an …?
Sie können es sich bequem machen, vielleicht gibt es ein Sofa, einen Sessel, eine Lampe, einen Teppich. Oder was gibt es sonst noch …?
Was brauchen Sie noch, damit Sie sich in Ihrem inneren Raum wirklich wohlfühlen …?
In diesem Raum der Ruhe und Stille wird Ihnen klar, was Sie tun können und wie Sie wieder Zugang zu (Begriff wie Intuition, Liebe, Gelassenheit, Gesundheit) *bekommen …*
Verweilen Sie noch eine Weile am Platz Ihres ursprünglichen und heilen Wesens …

Verlassen Sie jetzt den Raum und gehen Sie zurück zur Tür, die Sie wieder verschließen, denn nur Sie sollen ihn betreten dürfen …
Sie gehen die Treppe hinauf und nehmen alle zehn Stufen sehr bewusst …
Mit jeder Stufe wird Ihnen leichter …
Es wird auch immer heller, und Ihnen wird so wohl mit jeder Stufe …
Draußen vor der Hütte empfangen Sie die Sonne und das Rauschen des Windes ….
Ganz lebendig und erfrischt steigen Sie in das Boot und rudern zurück zu dem Ufer, an dem Sie die Reise begonnen haben, und steigen aus …
Und jetzt sind Sie wieder am Flussufer …
Und jetzt sind Sie auch wieder in diesem Raum …

Abschluss: Nun kann der Klient berichten und/oder für sich reflektieren.

Untersuchung von sabotierenden Glaubenssätzen, Überzeugungen, Meinungen

- Basissequenz

- Zone 3 halten und mit einem Finger auf die Fontanelle klopfen beziehungsweise tippen

Nehmen Sie Meinungen, Überzeugungen, Glaubenssätze und fragen Sie den Klienten in der angegebenen Reihenfolge und lassen Sie den letzten »Schatten-Satz« aussprechen.

- »Ist es wahr, können Sie es endgültig und mit absoluter Sicherheit beweisen, dass …?«
- »Können Sie wirklich wissen, dass es wahr ist, dass …?«
- »Was habe ich/haben Sie davon, an der Überzeugung/Meinung … festzuhalten?«
- »Wie behandeln Sie andere mit dieser Meinung?«
- »Wer wären Sie ohne diese Meinung/Überzeugung …?«

Die Umkehrung/der Schattensatz:

- »Ich mag mich nicht, weil ich … bin, … denke, … mache.«

Gut ist es, zu übertreiben, etwas zu verzerren, so wie es bei der Anwendung Humor, Seite 239, beschrieben wird.

Hören Sie erst auf, wenn die Überzeugung etc. wirklich als absurd und komisch wahrgenommen wird.

Der Klient darf sich verzeihen, dass er bis jetzt diesen Überzeugungen geglaubt hat, weil er sie bis jetzt brauchte.

Viele Glaubenssätze haben mit Erwartungen zu tun. Wenn Ihr Klient beispielsweise nicht erwartet, dass da ein erreichbares Ziel ist, wenn man sich mit einem Thema beschäftigt oder sich einem Problem stellt, oder wenn geglaubt wird, dass die Ressourcen/Fähigkeiten nicht vorhanden sind, um das Ziel zu erreichen, wird wahrscheinlich auch nichts dafür getan.

Wenn Sie mit Ihrem Klienten keinen Fortschritt durch Erkenntnis oder Einsicht erzielen, sprechen Sie die Glaubenssätze oder Überzeugungen der Erwartungen an:

Kein Ziel, keine Lösung

- »Ich empfinde mich als hoffnungslos.«
- »Ich bin handlungsunfähig.«
- »Das wird nicht weggehen.«

Die positiven Umkehrungen, Lösungserwartung:

Wechsel auf Zone 1 und Klopfen des Stirnpunktes

- »Ich glaube daran, dass ich das Ziel erreiche.«
- »Ich bin überzeugt, dass ich das Problem lösen kann.«
- »Das kann aufhören.«

Selbstunwirksamkeit

- »Ich bin hilflos.«
- »Ich kann nicht handeln.«
- »Ich schaffe das nicht.«

Die positive Umkehrung, Selbstwirksamkeit:

Wechsel auf Zone 1 und Klopfen des Stirnpunktes

- »Ich glaube daran, dass es mir möglich ist.«
- »Ich glaube, dass ich alles habe, was ich brauche, um das Problem zu lösen.«
- »Ich kann das. Ich habe die Kraft.«

Reaktionsverneinung

- »Ich erwarte nicht, dass ... passiert, oder ich bemerke nicht, dass ... eintritt.«
- »Ich denke mal, da ändert sich nichts.«

Die positive Umkehrung, Reaktion:

Wechsel auf Zone 1 und Klopfen des Stirnpunktes

- »Ich erwarte, dass ... passiert.«
- »Ich erwarte, dass ... es sich ändert, und zwar so: ...«

Urteile oder Vorurteile aufheben, Stress abschalten

Negative, ablehnende Urteile oder Vorurteile gegenüber Menschen, Gruppen, Gesellschaften, Unternehmen, Natur, Klima usw. können viel Aufmerksamkeit binden und kosten letztendlich auch viel Energie. Das Thema kann auch einmal beiläufig in einer Behandlung auftauchen, doch kann es wundersame Veränderungen geben, wenn die Urteile aufhören.

- Basissequenz
- Zone 3 halten und Fontanellenpunkt klopfen
- Fragen Sie nach: Urteile, Meinungen, negative Emotionen verbunden mit anderen Menschen.

  Stellen Sie als ersten Schritt folgende Fragen:

  - »Wer braucht dieses Urteil?«
  - »Was ist der Vorteil des Urteils?«
  - »Was ist der Nachteil des Urteils?«
  - »Wer leidet darunter?«
  - »Wer leidet noch darunter?«
  - »Wer sind Sie ohne dieses Urteil?«
  - »Wer ist der/die andere ohne dieses Urteil?«
  - »Welche Überzeugung könnte jemand haben, der so urteilt?«

Dann fragen und die Antworten abwarten:

- »Erfahren Sie, wie es ist, ein Urteil über … zu haben.«
- »Erfahren Sie, wie es ist, kein Urteil über … zu haben.«
- »Entscheiden Sie sich jetzt für eine der Möglichkeiten.«
- »Was empfinden Sie jetzt?«

Alternative:

Wechsel auf Zone 1 und Klopfen des Stirnpunktes

Erlauben, Wählen, Bereitschaft, den Zustand zu erhalten oder frei davon zu sein.

Chronische Themen

Gerade bei chronischen Erkrankungen werden selbst mit NEURO-TUNING Fortschritte oftmals nur schwer und langsam erzielt, manchmal scheint man gar auf der Stelle zu treten. Dies hängt auch damit zusammen, dass man es hier mit versteckten »Selbstsabotagen« und Aspekten (unabhängigen Teilgeschichten) zu tun hat, die erst aufgedeckt werden müssen, bevor sich ein Fortschritt beziehungsweise Erfolg einstellt.

Ein probates Mittel hierzu sind Fragen wie:

- »Falls Sie diese Erkrankung nicht mehr hätten, was würden Sie dann tun?«
- »Wie würde Ihr Leben aussehen, wenn ...?«
- »Was sind die Vorteile, dieses Problem weiterhin zu haben?«
- »Was sind die Nachteile für mich (oder auch andere), frei von diesem Problem zu sein?«

Eine weitere Möglichkeit wäre, Sätze vervollständigen zu lassen:

- »Wenn ich wieder gesund wäre oder es mir besser gehen würde, wäre die Konsequenz, dass ...«
- »Wenn ich diese Probleme aufgebe, würde dies heißen, dass ...«
- »Damit ich frei sein könnte von diesen Problemen, könnte/müsste ich ...«

Es ist wichtig, die Reaktionen und/oder Äußerungen und/oder inneren Wahrnehmungen aufzugreifen und mit NEURO-TUNING zu bearbeiten.

Oftmals tauchen hier neue Themen (unter anderem auch der »sekundäre Krankheitsgewinn«) und negative Glaubenssätze auf, die mit der Erkrankung in engem Zusammenhang stehen und aufgelöst werden müssen, bevor weitere Fortschritte erzielt werden können.

Chronische Krankheiten oder Probleme

- enthalten in den allermeisten Fällen den Glaubenssatz, dass die Welt nicht sicher, dass die Welt bedrohlich, dass das Leben gefährlich ist;
- enthalten oftmals einen Sekundärgewinn durch das Leiden;
- sind Folgen ungelöster Traumata;
- bedeuten unter anderem, dass die Person keine Grenzen setzen kann;
- werfen einen Blick auf Überzeugungen und Glaubenssätze und deren dadurch veränderte Wahrnehmung und Erfahrungen, die diese Störungen zu 95 Prozent verursachen.

Solange diese Aspekte nicht angegangen werden (dürfen, können), kann NEURO-TUNING nur eine Symptomlinderung, aber keine Auflösung der Störung bewirken.

... und Worte, die wirken

Zirkuläre Fragen

Zirkuläre Fragen befreien aus einer mentalen Sackgasse der Hilflosigkeit oder Ratlosigkeit. Dazu nimmt man eine andere, bekannte oder nahestehende Person.

- »Was würde ... dazu sagen?«
- »Wenn ich ... fragen würde, wie sich die Situation verändern kann, was würde ... mir antworten?«
- »Was würde Ihr bester Freund dazu sagen, wenn ich ihn fragen würde, wie die Situation für Sie ist und was Sie stattdessen anders machen könnten – was würde er mir antworten?«

Das vorgenannte Beispiel setzt die Frage voraus, dass es hier etwas Wahrnehmbares aus dem Bereich der Gefühle und Handlungen gibt und dass dem Klienten die kommunikative Fähigkeit zugeschrieben wird, seine Wahrnehmung darzustellen.

Balkonfrage

Hier eröffnet sich die Möglichkeit, eine andere Handlung zu beschreiben, die unbewusst blockiert wurde, aber als Möglichkeit bekannt ist, und sie später zuzulassen.

Jegliche Skepsis oder Zweifel oder Widerstände sind zu untersuchen und aufzulösen.

- »Wenn Ihre beste Freundin draußen auf dem Balkon stünde und Ihnen zusehen und zuhören würde, was würde sie Ihnen sagen oder raten?«

Ein anderes Bild festigen

Hier kann eine veränderte Wahrnehmung der Situation abgefragt werden.

- »Wenn Sie es nicht wären, sondern (Ihr bester Freund …), würden Sie wie handeln (denken, fühlen, reagieren)?«

Ist eine Antwort gefunden, und sind noch Zweifel oder Bedenken da?

- »Auch wenn ich mir noch nicht vorstellen konnte, dass ich so wie (…) handeln kann, erlaube ich mir wahrzunehmen, dass ich es kann.«

Nachfragen!

- »Können Sie es jetzt machen, können Sie es jetzt fühlen? Wer hat einen Vorteil davon außer Ihnen, wenn Sie so sind?«

Dieser Schritt muss möglicherweise mehrfach wiederholt werden, bis das andere Handeln oder Fühlen ohne jeglichen Widerstand ausgesprochen werden kann. Jetzt sollten Freude und Zuversicht wahrnehmbar sein.

Von »Nie«, »Nicht«, »Gar nicht«, »Niemals« nach »Noch nicht«, »Oft genug«, »Ausreichend«, »Ganz«

Die Klagen über Symptome oder Zustände werden manchmal begleitet mit dem hoffnungslosen »Ich habe nie, gar nicht, niemals …«. Das macht die Sache kompliziert. Denn was noch nie war, kann wohl auch nie werden. Die Sichtweise prägt den weiteren Verlauf der Beratung. Und diese Sichtweise kann durch **Umformulierung** elegant geändert werden, und schon tut sich eine Türe auf.

- »Das Chaos ist in mir.«
  »Das Chaos in mir hat sich noch nicht aufgelöst.«
- »Der Raum ist schmutzig.«
  »Der Raum ist noch nicht sauber gemacht.«
- »Ich habe nie genug Kraft.«
  »Ich habe noch nicht die Kraft.«
- »Da ist immer Panik vor Prüfungen.«
  »Ich habe noch nicht genügend Strategien für eine Prüfung entwickelt.«
- »Es gibt keinen Weg aus dem Dilemma.«
  »Ich habe noch nicht genügend Ideen, wie ich da rauskomme.«
- »Ich leide an Übergewicht. Alles, was ich unternehme, nutzt nichts.«
  »Es kann ja sein, dass Sie bisher noch nicht genau verstehen, wie es dazu kommt. Vielleicht haben Sie noch nicht den richtigen Weg gefunden, wie Sie abnehmen können.«

Die Umdeutung sollte fein dosiert verabreicht werden, damit sich der Klient nicht in seinem Dilemma bestätigt fühlt und die Aufmerksamkeit auf das belastende Thema verstärkt wird. Wir wollen ja zur Lösung. Es kann zu viel oder zu schnell für den Klienten werden, sodass er die Umdeutung eben noch nicht annehmen kann.

Generell:

- Schwächen sind **noch nicht** Stärke.
- Symptome haben sich **noch nicht** verändert.
- Blockaden sind **noch nicht** überwunden.
- Probleme sind **noch nicht** bekannte Lösungen.
- Ziele sind **noch nicht** erreicht.
- Unklarheit ist **noch nicht** Klarheit.

Vergangen machen

Das Loslösen von einem Thema, indem man es in die Vergangenheit versetzt, öffnet einen für zukünftige angemessenere, bessere Möglichkeiten oder Lösungen. Ermuntern Sie Ihren Klienten dazu, alles Bedrohliche, Schmerzende, Blockierende usw. einmal und nötigenfalls mehrfach wiederholt anders zu formulieren – nämlich ins Vergangene.

- »In der Vergangenheit war ich - hatte ich - erlebte ich - litt ich ...«
- »Bisher hatte ich - war ich - erlebten wir - fanden wir - litt ich ...«

Und dann kann das Thema weiter ausgebaut werden:

- »Und ab jetzt …?«
- »Doch jetzt …?«
- »Und in Zukunft könnten Sie was empfinden?«

Sondern?

Die meisten Klienten wissen sehr genau, was sie nicht wollen. Sie wollen etwas weghaben oder nicht mehr erleben und wissen ziemlich genau, wie sie nicht mehr leben wollen. Aber was denn sonst und wie genau soll es denn werden und zu was führen?

Ziele, die bekannt sind, können leicht erreicht werden. Ziele, die ziemlich vage oder unbekannt sind, sind nicht zu erreichen – so wie eine Fahrkarte nach *weiß nicht genau*, aber auf keinen Fall nach Mailand (Stadt in Italien, nicht Land, in dem es immer Mai ist!).

- »Sie wollen also nicht mehr …, sondern?«
- »Sondern wie …?«
- »Sondern was …?«
- »Und stattdessen …?«

Ein Klient könnte jetzt feststellen, dass er doch ganz gut weiß, was er will. Das stärkt seine Selbstachtung.

Die gefundene Antwort kann dann kreativ ausgemalt werden. Das heißt, die Aufmerksamkeit bleibt auf die Lösung gerichtet.

- »Und wie oder wo genau …«
- »Und wie werden Sie sich fühlen, wenn …«
- »Und wer würde das auch bemerken, wenn …«
- »Wer würde sich denn auch noch freuen, wenn …«

Was wäre, wenn …?

Spielerisch frei assoziierend dringen Bilder ins Unbewusste wie in den Märchen, die mit »Es war einmal …« beginnen. Es ähnelt der »Als ob«-Variante nach Erickson. Damit wird das Alltagsbewusstsein entlastet, und der Klient, geleitet vom Coach, gleitet ins Unbewusste. Dadurch können bisher nicht denkbare Varianten eines Erlebens oder Handelns eröffnet werden.

Gleichzeitig entfernt sich der Klient vom Thema. Es tritt sozusagen in den Hintergrund oder wird völlig außer Acht gelassen. Mögliche körperliche Spannungen können sich auflösen.

Die Anregungen oder Geschichten, die sich nun entwickeln, sind zwar Fantasie, aber das macht es eben nicht überprüfbar und ernsthaft im Sinne, über die Folgen nachzudenken.

- »Was wäre, wenn Sie ab jetzt einmal nur das tun, was Ihnen guttut, also auf keinen Fall dem Drängen nach noch mehr Arbeit nachgeben. Was wäre, wenn Ihnen die Gelegenheit offensteht und wenn Sie niemand und nichts daran hindern wollte?«

- »Dann würde ich …«

Und diese Erzählung lassen Sie bitte noch ausschmücken.

Diese kleinen Tagträume, die in einer entspannten Atmosphäre stattfinden und sich möglichst oft wiederholen sollen, sind wirksam. Sie brauchen Vorstellungen in Bildern, die gefühlt werden können, sei es aus der eigenen Erinnerung oder geliehenen Fantasien.

Sie können auch die »Unmöglich, passiert mir doch nicht, kann nicht sein«-Barriere überschreiten. Sie können auch zukunftsgerichtete Fantasien enthalten. Diese wirken dann wie Aufträge ans Unbewusste, sich damit zu beschäftigen und nach Möglichkeiten zu suchen.

Die Möglichkeiten des »Was wäre, wenn …« beschränken sich nicht nur auf die klassische Coachingsituation, sondern können auch bei körperlichen Symptomen eingesetzt werden – bis hin zur Heilung.

Reframing – neue Worte schaffen neue Gefühle

Der Begriff Reframing bezeichnet eine Technik, die aus der systemischen Familientherapie stammt und von Virginia Satir eingeführt wurde.

Durch Reframing (Neurahmung, auf Deutsch meist als »Umdeutung« bezeichnet) wird einer Situation oder einem Geschehen eine andere Bedeutung oder ein anderer Sinn zugewiesen.

Man versucht, die Situation in einem anderen Kontext (oder »Rahmen«) zu sehen. Der Rahmen kann entscheidend dafür sein, ob ein Kunstwerk dem Betrachter unscheinbar oder schöner erscheint.

Aussage:

- »Ich bin so depressiv.«

Reframing:

- »Ich bin heute ziemlich depressiv.«
- »Heute habe ich den Blues.«
- »Der Blues begleitet mich heute.«
- »Eine leichte Traurigkeit ist um mich herum.«
- »Ich bin nachdenklich und still.«
- »Ich bin heute eher dünnhäutig.«
- »Ich bin heute eher verletzlich.«
- »Ich habe einen Schleier vor der Seele.«

Geschicktes Reframing durch den Coach lassen dem Klienten Szenen in einem anderen Blickwinkel erscheinen, sodass es ihm erleichtert wird, mit einer kritischen, konflikthaften Situation umzugehen.

Ein Beispiel hierfür ist die Umdeutung der Rolle als Opfer (»Das Verlangen überkommt mich einfach!«) in eine aktive Rolle, aus der heraus andere Entscheidungen als bisher getroffen werden können (»Was sind das denn für Situationen, in denen Sie sich dazu entscheiden, Schokolade in sich hineinzustopfen?«).

Zum Reframing gehören auch Umdeutungen eines als negativ wahrgenommenen Verhaltens (»Meine Mutter fragt mich immer noch, wann ich endlich einen Partner finde.«) in ein positives (»Ihre Mutter möchte also, dass Sie glücklich werden.«). Zumindest wird dem Klienten dahingehend bewusst, dass die unbewussten oder gut gemeinten Verhalten anderer, die bei ihm negative Reaktionen auslösen, doch nicht bösartig gemeint sind.

»Ich habe da ein sehr großes Problem.« »Immerhin, Sie kennen es. Viele wissen nicht einmal, was ihnen Probleme macht.«

»Wir debattieren ständig!« »Sie können es auch als Signale des Interesses sehen, denn wenn einem die anderen gleichgültig sind, dann sagt man sich nichts mehr – so wie bei manchen Paaren, na, das kennen Sie vielleicht auch.«

Tom Saywer aus dem Roman »Huckleberry Finn« sollte Tante Pollys Zaun streichen. Er hatte keine Lust dazu. Die Arbeit musste ein anderer tun! Keiner seiner Freunde ließ sich bestechen oder überreden. Beim nächsten Jungen, der vorbeikam, wies er jedes Mitleid ab:

Tom: »Arbeit? Wenn du das Arbeit nennen willst … Jedenfalls macht es mir ganz viel Spaß. Kannst du vielleicht jeden Tag einen Zaun anstreichen? Wer bietet dir so eine Gelegenheit?« Junge: »Du, Tom, lass mich auch mal ein bisschen streichen.«

Metaphern und Submodalitäten nutzen – wenn Worte nicht kommen oder sie es nicht genau beschreiben können

Metaphern

Wenn etwas nicht erklärt werden kann, der Klient keinen Begriff findet, können Sie die Kraft von Metaphern und damit das Unterbewusstsein nutzen. Metaphern sind die Sprache des Unbewussten. Metaphern als Bilder oder Filme können abgerufen werden, wenn Worte fehlen oder die Situation nicht beschreiben können.

- »Wie ist es denn, wenn das Gefühl kommt? Können Sie es mit etwas beschreiben, wie es Ihnen dabei ergeht, oder könnten Sie es in einem Bild darstellen, oder wie hört es sich an, oder wie fühlt es sich an?«

- »Es fühlt sich an, als würde ich in einem dunklen Wasser nach unten gezogen werden.«
- »Mein Leben ist wie eine leblose Wüste.«
- »Diese Sucht ist wie ein bösartiger Dämon.«
- »Die Kopfschmerzen sind wie ein Hammer, der unentwegt gegen meinen Kopf schlägt.«
- »Es ist wie eine Eisenstange, die sich durch den Rücken bohrt.«
- »Eine kalte, große Hand umklammert mein Herz.«
- »Meine Liebe für sie war wie eine große Brandungswelle.«

Sinnvoll ist die detaillierte Beschreibung der Objekte, wie beispielsweise »die kalte, große Hand«. Während der Sitzung kann dann regelmäßig nachgefragt werden, ob sich das imaginäre Erleben verändert, ob es leichter, heller, kleiner geworden ist – so wie »die kalte, große Hand« kleiner und kleiner wird und »das Herz nicht mehr so umklammert«.

Submodalitäten

Frage an den Klienten:

»Wenn Sie sich jetzt die Situation vorstellen,

- ist sie farbig (sehr akut, sehr starke Intensität) oder ist sie schwarz-weiß bis grau (nicht stark, geringe Intensität)?
- können Sie die Dialoge mit dem Menschen oder in Ihnen laut (stark) oder nur leise bis sehr leise hören (geringe Intensität)?
- können Sie das Problem nahe bei sich auf den Tisch platzieren – irgendeinen Gegenstand nehmen – (hohe Intensität) oder wie weit weg (je weiter weg, desto geringere Intensität)?
- wie fühlt es sich im Körper an und wo?
- wenn es mit einem Duft verbunden ist, wie stark können Sie es riechen und was riechen Sie?«

Humor und Übertreibung

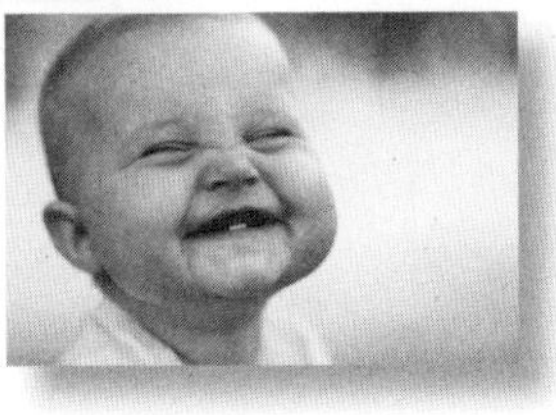

Es gibt viele Menschen, die auch heute noch glauben, dass Humor in der Beratung oder in der Therapie nichts verloren hat, denn das ist doch eine ernste Angelegenheit, weil es dem Klienten so ernst ist.

Probleme sind tatsächlich eine ernste Sache. Jammern, klagen, weinen – das scheint angemessen. Wenn man dem noch zustimmt, dass das Ganze wirklich eine ernsthafte Sache sei, dann anerkennt man das Problem oder Leiden und damit schon mal den Klienten.

Die Klienten lernen somit vor allem, dass Lebenskrisen etwas Bedrohliches, Trauriges sind und nur mit ernsthafter Arbeit gelöst werden können. Damit wird die Ernsthaftigkeit noch verstärkt.

Mit Humor, fein dosiert und an der richtigen Stelle, wird wenigstens die Aktivität der Amygdala verringert, und darüber hinaus ist bekannt, dass beim Lachen oder Schmunzeln viel leichter kognitive Veränderungen wie auch Lernen möglich sind. Humor löst ja auch positive Gefühlszustände aus.

Und das könnte manchen Klienten überraschen – was ebenso wertvoll ist, wie sich selbst zu überraschen –, dass er in einer Situation, wie ernst sie auch sein mag, noch wenigstens ein bisschen Lockerheit und Grinsen zustande bringt. Lachen ist doch gesund, hat man schon mal gehört.

Über sich selbst zu lachen hebt die Schranken des begrenzten Wahrnehmungshorizonts und leert den Staubsaugerbeutel der gesammelten Rückstände negativer Erfahrungen.

Humorvoll, ohne den Klienten zu verletzen oder herabzusetzen, kann ein Problem oder eine Krise relativiert oder durch Übertreibung verzerrt werden, damit er über seine Denkinhalte und Verhalten, die wie Torheiten oder Tollpatschigkeiten erscheinen können, lachen kann. In der Übertreibung oder Verzerrung offenbaren sich die blockierenden Dinge, die eine Lösung verhindern, viel einfacher.

Also zu sich selbst in Distanz zu gehen heißt, das Geschehen zu sehen, statt mittendrin zu sein. Ein guter Trainer steht am Spielfeldrand und nicht mitten auf dem Platz. Und hier stellt sich der Klient an den Spielfeldrand und sieht sich agieren.

Lachen befreit und entlastet. Wenn das Gehirn im Zustand des Spiels und der Freude am besten lernt, dann kann es so auch am besten eine erfreulichere Perspektive schaffen, die dem Opferdasein ein Ende bereitet. Der Klient selbst kommt zur Lösung.

Dann gibt es noch die Klienten, bei denen gar nichts, rein gar nichts gut ist. Sie machen sich selbst umfassend und gründlich schlecht.

Da man keinen Ansatzpunkt findet, um die Wahrnehmung zu verändern oder eine elegante Lösung anzubieten, gibt es die Möglichkeit, dem Desaster oder Pessimismus zuzustimmen. Das erzeugt beim Klienten erst einmal das beruhigende Gefühl, dass er endlich verstanden und ernst genommen wird.

Wenn das Szenario weiter ausgebreitet wird, kommt es dann doch zu positiven Aussagen des Klienten, dass es ja nun so schlecht oder so schlimm doch nicht sei oder dass man nun doch diese oder jede Freude erlebt. Und dann ist die Tür offen für eine verhaltensändernde Strategie.

Wenn sogar Freude aufkommt, die Klient und Coach teilen, dann ist die Angst aufgelöst und der Weg ist frei für ein begeisterndes Ziel.

Oxymorone nutzen

Wenn der Prozess lahm und stockend ist, können kleine Wortspielereien auflockernd und belebend wirken. Humor, wie gerade gelesen, der treffend eingesetzt wird, kann sehr hilfreich sein, da beim Lachen am schnellsten gelernt wird.

Ein Oxymoron (oxys = scharf-sinnig, moros = dumm, stumpf) ist eine rhetorische Konstruktion, bei der einander (scheinbar) widersprechende oder sich gegenseitig ausschließende Begriffe verbunden werden.

- ein grausamer Samariter
- ein gut gepflegter Landstreicher
- ein sympathischer Betrüger
- eine jungfräuliche Hure
- ein reicher Bettler
- der allerbescheidenste Mensch
- unangenehme Gemütlichkeit
- einträchtig streiten
- zum Fressen gern
- deprimierend sonnig
- brüllende Stille
- lautloses Geschrei
- ein gut gelaunter Griesgram
- ein wild gewordener Mediator

****

Amélie sagt Danke und verabschiedet sich.

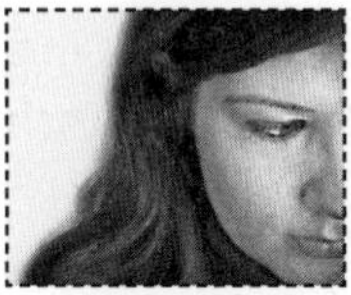

Teil 6

Anhang

Literaturhinweise

Aamodt, S., Wang, S., *Welcome to your brain*, C. H. Beck, München 2009

Almaas, A. H., *Essenz*, Arbor, Freiamt 1997

Amen, D. G., *Das glückliche Gehirn*, Goldmann, München 2010

Balsekar, R. S., *Die Eine Wahrheit*, Lüchow, Freiburg 1999

Bauer, J., *Warum ich fühle, was du fühlst*, Hoffmann und Campe, Hamburg 2005

Braden, G., *Der Realitätscode*, Koha, Burgrain 2008

Burton, N., *Der Sinn des Wahnsinns*, Spektrum Akademischer Verlag, Heidelberg 2011

Buonomano, D., *Brainbugs*, Huber, Bern 2012

Church, D., *Die neue Medizin des Bewusstseins*, VAK, Freiburg 2008

Gehirn&Geist Spezial, *Entdeckungsreise durch das Gehirn*, Heidelberg 2011

Hawkins, D., *Die Ebenen des Bewusstseins*, VAK, Freiburg 2006

Hüther, G., *Die Macht der inneren Bilder*, Vandenhoeck & Ruprecht, Göttingen 2011

Hüther, G., Roth, W., von Brück, M., *Damit das Denken Sinn bekommt*, Herder, Freiburg 2012

Lipton, B., *Intelligente Zellen*, Koha, Burgrain 2006

Levy, R., *Mit dem Geist den Körper heilen*, Lüchow, Bielefeld 2011

Madeja, M., *Das kleine Buch vom Gehirn*, C. H. Beck, München 2010

Metzner, M. S., *Achtsamkeit und Humor*, Schattauer, Stuttgart 2013

Reddemann, L., *Imagination als heilsame Kraft*, Klett-Cotta, Stuttgart 2012

Roth, G., Persönlichkeit, *Entscheidung und Verhalten*, Klett-Cotta, Stuttgart 2007

Rüegg, J. C., *Mind & Body*, Schattauer, Stuttgart 2011

Sattar, A., *Was ist Bewusstsein*, Germania-Com, Berlin 2011

Servan-Schreiber, D., *Die Neue Medizin der Emotionen*, Goldmann, München 2006

Singer, W., Matthieu, R., *Hirnforschung und Meditation*, Suhrkamp, Frankfurt 2008

Spork, P., *Der zweite Code*, Rowohlt, Reinbeck 2011

Solms, M., Turnbull, O., *Das Gehirn und die innere Welt*, Walter, Mannheim 2010

Taylor, E. , *Nutze die Kraft des Unterbewusstseins*, Ariston, München 2008

Bildnachweis

fotolia.com:

S. 11 und ff. *Rynio Productions*
S. 33 *Sebastian Kaulitzki*
S. 35 *Seamartini Graphics*
S. 35 und ff. *Alexilus*
S. 44 *Maridav*
S. 48 *CLIPAREA.com*
S. 50 *Charlotte Erpenbeck*
S. 51 *contrastwerkstatt*
S. 54 *freshidea*
S. 76 *MASP*
S. 77 *peshkova*
S. 89 *pp76*
S. 92 *B. und E. Dudzinscy*
S. 114 *Arman Zhenikeyev*
S. 117 *fovito*
S. 119 *bluedesign*
S. 120 *Ideeah Studio*
S. 122 *Gelpi*
S. 122 *xavier gallego morel*
S. 135 *Adam Gregor*
S. 140 *wavebreakmediaMicro*
S. 142 *Photo-K*
S. 150 *Sergey Nivens*
S. 158 *Julian Weber*
S. 164 *leroy131*
S. 168 *auremar*
S. 171 *llike*
S. 178 *kmiragaya*
S. 181 *jd-photodesign*
S. 184 *luna*
S. 195 *olly*
S. 198 *Innovated Captures*
S. 199 *Gunnar Assmy*
S. 205 *Yuri Arcurs*
S. 210 *Bernd S.*
S. 219 *forelle66*
S. 239 *Maksim Bukovski*

Danksagung

Ich danke allen Klienten und Kursteilnehmern, die das NEURO-TUNING kennen und anwenden lernen wollten und werden. Ich habe von ihnen jedes Mal wieder neue und interessante Aspekte des menschlichen Daseins erfahren und Varianten der Anwendung der Methode gelernt, die ich zukünftig weitergeben kann.

Ich danke dem Verlag und allen an dem Buch Beteiligten, dass sie mir die Möglichkeit gegeben haben, das Buch so zu gestalten und zu veröffentlichen.

NEURO-TUNING – Kurse und Ausbildung

Die Seminare der Level 1 bis 3 sind auf die Methode und psychologischen Ursachen ausgerichtet. Das wird für denjenigen reichen, der die Methode bei sich selbst und bei anderen gelegentlich anwendet.

Um die Methode professionell als eigenständige Methode oder Ergänzungstechnik anzuwenden, kann es erforderlich sein, therapeutische, kinesiologische, psychotherapeutische oder beraterische Erfahrungen oder Ausbildungen zu haben, insbesondere wenn die Methode Teil oder Haupttechnik einer Praxis oder eines Instituts werden soll.

Level 1 – Die Grundlagen und die Methode lernen

Dauer: 1 Tag
Voraussetzung: keine

Inhalt:

Theorie und Praxis der Methode. Grundwissen Gehirn und Auswirkungen emotionaler Zustände und mentaler Inhalte auf die DNA. Erste Schritte für das Anwenden von NEURO-TUNING. Üben mit Teilnehmern. Erste beispielhafte Behandlung eines Themas: Die Amygdala bei Angst und Panik.
Demonstrationen durch den Kursleiter.
Umfangreiches Infomaterial inklusive.

Level 2 – Die Methode elegant und sicher anwenden

Dauer: 2 Tage
Voraussetzung: Kurs Level 1

Inhalt:

Arbeiten mit der Methode für Fortgeschrittene, die diese Methode schon erlebt haben und praktizieren. Vertiefung des Themas und Aufarbeitung der bisherigen Erfahrungen der Teilnehmer. Mit speziellen Sequenzen und Sätzen können alte, einschränkende oder leidensfördernde Überzeugungen, Begrenzungen und Sichtweisen (Kreationen) gelöscht und durch neue lebenswertere oder befreiende ersetzt werden. Mehr Kompetenz und Eleganz in der Arbeit entwickeln. Überzeugungsschichten entdecken und damit arbeiten. Die Bedeutung der Amygdala, der Insula, des Septums, des Belohnungssystems u. a., das Arbeiten mit ihnen. Üben mit Teilnehmern.
Demonstrationen durch den Kursleiter.
Umfangreiches Infomaterial inklusive.

Level 3 – Verfeinerung und Arbeiten mit der Essenz

Dauer: 2 Tage
Voraussetzung: Kurs Level 1 und 2

Inhalt:

Das Feinste: Einssein, Leersein. Zusätzliche Sequenzen des NEURO-TUNINGS. Den feinstofflichen Körper erfahren. Aufdrängende Gedanken anhalten. Die Dramagestalt des Schmerzkörpers finden und sein Drängen abstellen. Fundamentale Illusionen über sich und das Leben erkennen und auflösen. Erfahrung des Einsseins, der wonnigen Leere. Geleitete Fantasiereisen nutzen.

Themen-Seminare

NEURO-TUNING bei ADS/ADHS

Dauer: 1 Tag
Voraussetzung: keine

Inhalt:
Die psychische Störung ADHS/ADS äußert sich durch Störungen der Aufmerksamkeit und Impulsivität und häufig auch durch Hyperaktivität bereits im Kindesalter. Bereits 10 Prozent der Kinder zeigen diese Symptome unterschiedlicher Ausprägung, die bis ins Erwachsenenalter fortbestehen können. Inzwischen zeigen auch Erwachsene diese Symptome.

NEURO-TUNING bei ADHS/ADS kann für die Eigenanwendung, hauptsächlich jedoch für die Anwendung an anderen gelernt werden – so beispielsweise Eltern und Kinderbetreuungspersonal für Kinder und Coachs oder Therapeuten. NEURO-TUNING ist hier darauf abgestimmt, die Symptome/ Zustände durch kurze und einfache Anwendungen zu lindern oder abzustellen. Teil des Kurses ist auch, Verständnis für Ursachen und Hintergründe zu gewinnen.

NEURO-TUNING in Kombination mit EFT: Burn-out erkennen und behandeln

Dauer: 1 Tag
Voraussetzung: Level 1 NEURO-TUNING und Grundkenntnisse des EFT

Inhalt:

Das Burn-out hat so viele gemeinsame Symptome mit der Depression, und Fachleute meinen, Burn-out ist eine tröstende, verniedlichende Beschreibung der gesellschaftlich stigmatisierten Depression. Wer sich aufgearbeitet hat, wird anerkannt; wer schwächelt und leidet, ist ein Versager.

Die Zeichen erkennen, bevor sich die Burn-out-Depression voll entfaltet, oder welcher Klient bereits in der Depression ist, ist ein theoretischer Teil des Kurses. Mit welchen therapeutischen, methodischen Mitteln diese aufgehalten oder gemildert werden kann, zeigt der Kurs mithilfe der Methoden NEURO-TUNING und EFT in praktischen und/oder theoretischen Demonstrationen.

Betroffene können von dem Kurs natürlich sehr viel profitieren, denn sie können sich als »Klienten« im Übungsteil behandeln lassen.

****

Alle Seminare – und auch zukünftig neue Themen – sind auf meiner Website zu finden. Bei Unklarheit über die Wichtigkeit oder Notwendigkeit für Sie als Seminar- oder Ausbildungsteilnehmer wenden Sie sich bitte an mich.

Kontakt

Erich Keller
info@erich-keller.de

Meine Websites:
www.NEURO-TUNING.eu
www.erich-keller.de

Anwender des NEURO-TUNINGS können sich bei Fragen oder Unklarheiten der Anwendung per E-Mail an mich wenden.

Betriebliche, institutionelle oder private Veranstalter, die Interesse an Seminaren oder Vorträgen haben, wenden sich bitte an mich.

Eine weitere Neuerscheinung:

Keller, Erich, *Wandel als Chance – nutze sie*,
Amra Verlag, Offenbach 2013

Das Einführungsbuch für jeden - der EFT-Bestseller von Erich Keller

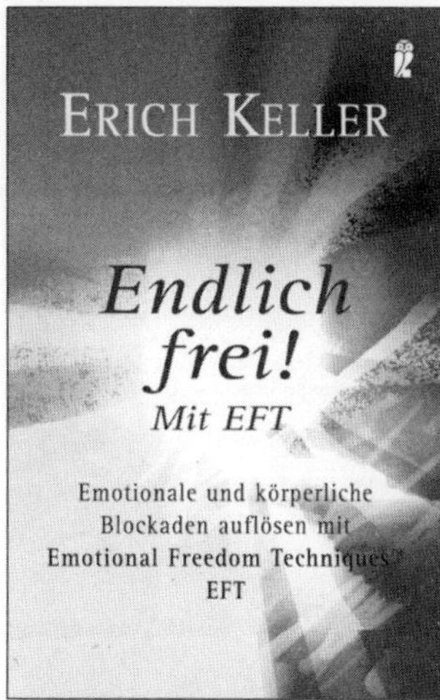

Emotional Freedom Techniques (EFT) ist eine völlig neuartige, einfach zu erlernende Methode, mit der man sich selbst von Phobien, psychosomatischen Schmerzen, Depressionen, inneren Zwängen und Beziehungsproblemen befreien kann. Durch Affirmation und das rhythmische Berühren bestimmter Akupressur-Punkte verlieren sich alle Arten von inneren Blockaden mit ein bis zwei Anwendungen in wenigen Minuten.

ERICH KELLER
Endlich frei! Mit EFT
€ 7,95 · 160 Seiten
ISBN: 978-3-548-74278-6

ERICH KELLER
Endlich frei in der Partnerschaft
Geb. € 16,– · 182 Seiten
ISBN: 978-3-7934-2016-3